穿透性Schlemm管成形术

与典型病例

梁远波 ◎ 主编

科学技术文献出版社
SCIENTIFIC AND TECHNICAL DOCUMENTATION PRESS
·北京·

图书在版编目（CIP）数据

穿透性Schlemm管成形术与典型病例 / 梁远波主编. —北京：科学技术文献出版社，2024. 5
ISBN 978-7-5235-1356-9

Ⅰ. ①穿… Ⅱ. ①梁… Ⅲ. ①青光眼—眼外科手术 Ⅳ. ①R779.6

中国国家版本馆 CIP 数据核字（2024）第 092558 号

穿透性Schlemm管成形术与典型病例

策划编辑：蔡　霞　　责任编辑：蔡　霞　　责任校对：张吲哚　　责任出版：张志平

出　版　者　科学技术文献出版社
地　　　址　北京市复兴路15号　　邮编　100038
编　务　部　（010）58882938，58882087（传真）
发　行　部　（010）58882868，58882870（传真）
邮　购　部　（010）58882873
官 方 网 址　www.stdp.com.cn
发　行　者　科学技术文献出版社发行　全国各地新华书店经销
印　刷　者　北京地大彩印有限公司
版　　　次　2024 年 5 月第 1 版　2024 年 5 月第 1 次印刷
开　　　本　787×1092　1/16
字　　　数　157千
印　　　张　12.5
书　　　号　ISBN 978-7-5235-1356-9
定　　　价　98.00元

穿透性 Schlemm 管成形术与典型病例
编委会名单

总 主 编　梁远波

副 主 编　叶雯青

编写助理

李金鑫　朱树青　赵　免　林美敏　江凯婷

推荐序 1

2 年前梁远波教授将自己实践中遇到的青光眼疑难病例的诊治经过和心得进行了整理并编辑成书，时隔 2 年又完成了一本关于他自己设计的青光眼手术——穿透性 Schlemm 管成形术的书。作为老师，我是非常为他感到骄傲的。2010 年左右，我将黏小管成形术引入中国，开启了国内以 Schlemm

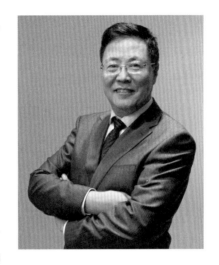

管为基础的青光眼内引流手术的发展与应用。梁远波教授在读博士期间从事闭角型青光眼的临床防治研究，他将黏小管成形术与闭角型青光眼的治疗相结合，于是提出了穿透性 Schlemm 管成形术。这个手术设计的房水引流路径与 1968 年 Cairns 最初提出的小梁切除术的房水引流路径是相同的。

这本书记录了他探索穿透性 Schlemm 管成形术 8 年来实践的典型病例，更重要的是他不仅收集一个一个的病例，还开展了前瞻性的真实世界研究，形成病例系列的总结，其观察到的临床效果具有更好的参考性。

很多医学和科学发现及技术发明产生于临床特殊病例和个案典型病例的研究和分析，关注个案是临床研究的起始点。所以本书所收集病例的分析和思想是其精华所在，更是经验的交流和思想的启迪。

一种创新性青光眼手术的提出，到临床的开展，再到国内外学者的认可是一个持续、长久的过程，在梁远波教授承担邯郸眼病研究的过程中我就明白他具备坚持不懈的品质，可以完成这样的长跑。作为一名医生，我们都需要不断地思考，不断地探索，我很欣慰也很欣赏他善于思考的工作态度。希望我们眼科同道都要时刻思考，勤于思考，做一名终身学习的医生。

推荐序 2

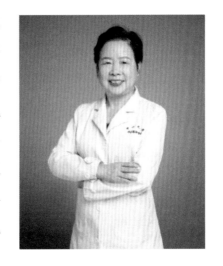

　　梁远波教授是我的硕士研究生，在读期间他就是一个爱钻研的人，常常泡在图书馆阅读各种类型的专业书籍和学术论文，也爱抓住一切机会与中山大学眼科中心的教授们请教和学习，临床思维很活跃，善于观察并提出各种各样的临床问题。因此，当他告知我在尝试一种新的青光眼内引流手术方式的时候，我从他介绍的手术方式的原理上觉得可行，并给予大力支持。经过了近 8 年的临床探索及总结，形成了这本关于穿透性 Schlemm 管成形术的临床指导用书，我很为他感到高兴。新手术技术的探索是不易的，此外更需要有强大的内心和对自己想法的执着和自信。

　　从 2015 年开始第一例穿透性 Schlemm 管成形术以来，他就不断积累病例，并扩大了适应证，有了丰富的临床实践经验，发表了 20 多篇相关文章。在形成系列研究成果的同时也建立了这项新技术的操作规范与共识，本书则向我们介绍了包括病例、系列研究成果到其团队关于穿透性 Schlemm 管成形术的操作及术后处理的想法与观点，在临床上也收获了广大患者的信任和选择。我在临床上也向他学习，开展了穿透性 Schlemm 管成形术，在对一些难治性青光眼患者和年轻的闭角型青光眼患者中获得较好的疗效。

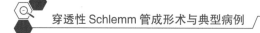

穿透性 Schlemm 管成形术这个系列研究的探索过程是值得我们广大临床医生，尤其是年轻医生学习的，它体现了临床研究的魅力所在，根植临床患者需求，来源临床，又回归于临床。期待在未来梁教授和他的团队可以保持这份临床研究的初心和坚持，带给我们更多有利于患者的新想法和新技术。

刘杏

前　言

　　穿透性 Schlemm 管成形术（取自穿透性黏小管成形术，Penetrating Canaloplasty，虽然"黏小管"并非解剖学名词，但经专家们反复讨论后，建议使用穿透性 Schlemm 管成形术）。黏小管成形术本为非穿透性的，强调不进入前房，安全性更高，但因要获得这一安全性，而使其只能用于开角型青光眼，窄房角、闭角型青光眼则可能为其"禁忌证"。本人从 1999—2002 年在中山大学眼科中心攻读硕士研究生，期间跟随刘杏教授参与了一些非穿透小梁手术的学习，还对非穿透小梁手术进行过成本效益的分析，对 Schlemm 管引流途径有着强烈的好"奇"心。自 2002 年师从王宁利教授以来，一直从事闭角型青光眼研究，希望有一种能够减少术后并发症的、非滤过泡依赖性的手术，所以看到黏小管成形术在开角型青光眼中可以实现非滤过泡依赖后，非常自然地想到将其引入到闭角型青光眼中。2015年 6 月 11 日，终于在各种条件具备下开展了我自认为是变"禁忌证"为"适应证"的、突破了"非穿透"思维定式的首例穿透性 Schlemm 管成形术，恰如我们预期的，该手术获得了成功。自那以来，我和我的团队不断总结并拓展其适应证，从原发性闭角型青光眼扩大到继发性闭角型青光眼，继而到原发性开角型青光眼、先天性青光眼、儿童闭角型青光眼，以及较为难治的外伤性房角后退型青光眼、虹膜角膜内皮综合征继发性青光眼等。让人意想不到的是，穿透性 Schlemm 管成形术在原发性开角型青光眼中的治疗效果更好；更加不可思议的、让人费解的"术后短暂性高眼压"现象的出现，以及对它的深入思考和研究则又丰富了，甚至在一定程度上"颠覆"了我对房水流出通道及眼压升高机制的认识。

不知不觉 8 年来，我们团队发表了 20 余篇相关文章，从个案报道到前瞻性研究、对照研究、多中心研究，再到国际国内的推广，以及因技术局限而产生的创新转化，已积累了大量的信息，为便于该手术技术及相关知识的进一步传播，予以结集出版。

在此，感谢我的恩师刘杏教授、王宁利教授多年来对我"严谨治学"的影响，感谢王勤美教授在我开展这一新技术初期给予的鼓励和支持，感谢我团队中的张绍丹教授、乐融融医生、解彦茜医生，以及我的研究生们：胡城、孟京亚、程欢欢、邓宇轩、古娟、叶雯青、李金鑫、赵免。

特别感谢叶雯青医生和李金鑫医生，她们的加入和参与，使穿透性 Schlemm 管成形术的术后患者管理变得有序，随访率达到 90% 以上，也建立起了一个上千人的手术队列，这个工作量无疑是巨大的。叶雯青医生对本书的成稿，经典案例的整理和总结及编辑工作也付出了艰辛的努力。

此书的出版，还感谢我们青光眼同行的鼓励和支持，目前有 100 多家医院开展了穿透性 Schlemm 管成形术，他们实践的成功是对这一创新工作的肯定。希望在不久的将来，这个手术可以传播得更广，关于其机制的研究更为深入，对术后高眼压这一"反常"现象的认识能有突破性的进展。

梁远波

2024 年 2 月 16 日

目　录

第一章
穿透性 Schlemm 管成形术的由来

第一节 传统外滤过手术

小梁切除术自 1968 年由 Cairns 提出以来，一直是青光眼手术治疗的金标准。早期学者针对其术后早期滤过过强及滤过泡瘢痕化问题进行了一系列改良，包括黏弹剂的应用、抗代谢药物的应用、可调节缝线技术、激光断线等。抗代谢药物的联合应用可有效提高小梁切除术的成功率，促进功能性滤过泡的形成，但也会进一步导致术后持续性低眼压（intraocular pressure，IOP）、滤过泡渗漏等早期滤过过强相关并发症的出现。

自 20 世纪 80 年代开始，学者开始聚焦于"非穿透性"青光眼手术，来避免与前房的直接沟通，减少术后早期滤过过强相关的并发症。非穿透性小梁手术（non-penetrating trabecular surgery，NPTS）应运而生，旨在避免青光眼外滤过手术术后早期穿透前房导致的相

笔记

1

关并发症，成为当时青光眼治疗领域研究的热点。

1984 年 Zimmerman 等首次报道了非穿透性小梁手术，通过保留小梁后弹力膜，构建巩膜下减压液腔，达到限流作用。后来相关学者也报道了其他非穿透性小梁手术，如黏小管切开术、胶原植入深层巩膜切除术等。由于当时缺乏远期疗效报道，且不同研究间结果差异较大，吴作红、梁远波等学者基于中山大学眼科中心临床数据对 NPTS 与小梁切除术的远期疗效进行进一步研究分析，结果发现 NPTS 治疗原发性开角型青光眼（primary open-angle glaucoma, POAG）的远期成功率低于改良后的小梁切除术，平均随访 42.3 个月后，NPTS 完全成功率为 52.4%，改良后的小梁切除术完全成功率为 76.2%（$P=0.032$）。

此外，由于 NPTS 术中需要放置植入物，植入物费用昂贵，王宁利教授等则进一步就 NPTS 术后早期并发症发生率及成本效果间关系进行分析，结果显示 NPTS 可以减少术后严重不良事件，但其在减少并发症方面成本较高。NPTS 术后早期视力波动、低眼压、浅前房及前房积血情况并未明显低于小梁切除术，且为防止 1 例不良事件发生需要治疗的病例数为 33.2 例，较小梁切除术则多花 11.6 万元成本；而为防止 1 例严重不良事件发生，则要多花 19.4 万元。

因此，梁远波教授认为在青光眼患者中，尤其是 POAG 中 NPTS 较小梁切除术并未见明显减少术后并发症，且穿透性青光眼手术的术后并发症如低眼压、浅前房，在开角型青光眼中也并不可怕，通常在保守治疗后均可恢复，且未见严重不良后果；但 NPTS 较小梁切除术明显导致手术成功率下降。

由此可见，"非穿透进入前房"的 NPTS 并不能很有效地解决外滤过手术术后并发症问题，反而会增加治疗成本。在青光眼手术发展的路上，滤过泡瘢痕化及其相关并发症依然是外滤过手术最大的挑战。

第二节　青光眼微创内引流手术

以对抗自然瘢痕为核心的滤过泡依赖外滤过青光眼手术方式经过与抗代谢药物的联合、可调节缝线的引入，以及近年来各种微创外引流支架的使用如 XEN 微导管植入等方式的开发、改良发展后，在临床上仍无法有效避免滤过泡瘢痕化问题，因此顺应眼球生理性引流的非滤过泡依赖内引流手术是未来青光眼手术发展的必然趋势。

眼内房水的生成和排出是维持眼内压平衡的重要机制。青光眼患者眼压的异常升高主要是不同程度的房水流出受阻引起的。生理性的房水引流主要分为 3 种途径，包括小梁网途径、脉络膜上腔途径及虹膜隐窝。其中小梁网途径是房水引流的主要途径，据报道其占到房水引流总量的 75%～98%，房水经过前房角，流经小梁网组织、邻管组织、Schlemm 管、集合管、上巩膜静脉、巩膜表面的睫状前静脉从而汇入全身血液循环。目前青光眼内引流手术的发展主要聚焦于改善小梁网途径的引流。由于远端小梁网途径暂时无法实现可视化和显微操作，青光眼内引流手术主要作用于近端小梁网途径来实现房水的生理性引流，以 Schlemm 管为基础的内引流手术是主流的手术方式。

Schlemm 管相关手术根据手术进入的方式可以分为外路 Schlemm 管手术与内路 Schlemm 管手术。外路 Schlemm 管手术包括外路小梁切开术，如传统小梁切开刀、微导管或缝线辅助下的小梁切开术等，以及外路 Schlemm 管扩张成形术，如黏小管扩张成形术及我们团队的穿透性 Schlemm 管成形术等；内路 Schlemm 管手术则包括内路小梁切开术，如房角镜辅助下的内路 360° 小梁切开术（gonioscopy-assisted transluminal trabeculotomy，GATT），内路 Schlemm 管扩张成形术，如内路 Schlemm 管扩张成形术（Ab-interno canaloplasty，

笔记

ABic）、近期由王宁利教授团队提出的青光眼微创内路三联手术（Trabeculotome Tunnelling Trabeculoplasty surgery，3T），以及内路 Schlemm 管相关支架（如 Hydrus 微型支架及 iStent 微型支架）植入术。目前各种类型的 Schlemm 管相关手术广泛应用于开角型青光眼患者，微导管辅助下的内外路小梁切开术已成为儿童青光眼手术治疗的首选；Schlemm 管相关内引流手术如外路 Schlemm 管扩张成形术、ABic 及小梁切开术在中国青光眼指南（2020 年）中也作为 POAG 患者的证据级别中等且谨慎推荐的手术治疗方式之一。

回顾既往关于 Schlemm 管相关手术的研究报道可见，其不依赖于滤过泡，术后并发症明显减少，但仅适用于开角型青光眼，与经典小梁切除术相比成功率、降眼压程度尚有不足，因此其主要在早中期开角型青光眼患者中广泛应用，无法在我国众多的闭角型青光眼患者人群中良好开展，有待于进一步探索适应证更广、成功率更高的非滤过泡依赖内引流手术方式。

第三节　穿透性 Schlemm 管成形术

穿透性 Schlemm 管成形术，早期又名 Schlemm 管成形术联合小梁切除术、穿透性黏小管成形术，顾名思义，该手术方式将小梁切除术的步骤整合于 Schlemm 管扩张成形术中，形成一种相较于非穿透的 Schlemm 管扩张成形术而言"穿透"进入前房的内引流青光眼手术方式。

随着对以小梁切除术为代表的外滤过手术方式，以及以 Schlemm 管扩张成形术为代表的内引流手术方式的深入研究，发现手术步骤是否进入前房未明显影响术后并发症的发生率，且以外滤过为原理的手术方式术后始终无法避免滤过泡瘢痕化问题；而内引流手术顺应眼球内房水流出的生理性构造，则可以避开该问题。因此，内引流手术方式是青光眼手术发展的必然趋势，在开角型青光眼中也已得到广泛应用并取得良好手术效果，但其仍然受到房角状态的限制，故无法在闭角型青光眼中广泛应用。在闭角型青光眼手术治疗方面，小梁切除术一直以来都是主要的治疗手段；后随着超声乳化白内障吸除术联合房角分离术的进一步发展，目前也证实其对闭角型青光眼患者具有一定的降眼压作用，能重建部分闭角型青光眼患者的生理性房水流出，成为青光眼指南中针对原发性闭角型青光眼（primary angle closure glaucoma，PACG）合并白内障的首选手术方式，但对于年轻患者、透明晶状体及房角关闭范围小的患者来说仍存在争议。以上情况均对青光眼手术技术的发展提出了进一步的要求：是否有一种不受房角状态限制、可同时应用于闭角型青光眼与开角型青光眼的内引流手术方式？如存在，其手术疗效如何？手术适应证是否可以同经典小梁切除术一致，甚至超过小梁切除术？

据估计，我国原发性闭角型青光眼占到世界原发性闭角型青光

笔记

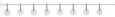

眼患者的 1/2，作为一个闭角型青光眼的大国，我国亟待一种适合应用于闭角型青光眼患者的内引流青光眼手术方式。因此，我们团队在深入研究小梁切除术及 Schlemm 管扩张成形术的基础上自然而然地将 Schlemm 管扩张成形术与小梁切除术相结合，意在通过剪除局部角巩膜缘组织以避开房角关闭导致的流出阻力增高部分，从而直接将房水引入 Schlemm 管管腔中。事实上，早在 1968 年 Cairns 首次提出小梁切除术时，其初衷就是在术中通过切除一部分 Schlemm 管及相邻组织，通过紧密缝合巩膜瓣，使得房水通过小梁切除的横截面直接进入 Schlemm 管的断端，避免产生外滤过。但在后续研究中发现大部分手术成功的患者术后均存在明显滤过泡且 Schlemm 管表现为塌陷，从而导致目前普遍将小梁切除术作为一种外滤过手术方式，且受到手术相关器械发展的局限，没有进一步探索与发展，直到眼用光纤导管的出现，使得青光眼手术可以直接对 Schlemm 管管腔进行扩张成形，内引流手术开始广泛应用，也为穿透性 Schlemm 管成形术的发明奠定了基础。

　　穿透性 Schlemm 管成形术结合了外滤过手术与内引流手术的优点，保留了内引流手术非滤过泡依赖的优势，术中通过使用光纤导管对 Schlemm 管进行扩张成形，张力缝线的引入则持续扩张 Schlemm 管管腔，同时剪除角巩膜缘组织，实现与小梁切除术一样直接沟通前房的操作，并保留周边虹膜切除术，减少术后虹膜粘连堵塞问题的发生，实现理论上与小梁切除术一致甚至更广泛的手术适应证。因此，穿透性 Schlemm 管成形术具体优点如下：①传统 Schlemm 管手术将闭角型青光眼和窄房角视为禁忌证，穿透性 Schlemm 管成形术突破了这一禁忌，可用于闭角型青光眼，且与超声乳化白内障吸除术联合房角分离术相比不受患者年龄、晶状体状态限制，术后也不影响患者的屈光调节能力，极大地拓展了经 Schlemm 管引流青光眼手术的适应证；②术中紧密缝合巩膜瓣，术后滤过泡形成率低，术后并发症明显减少；③保留其非滤过泡依赖的本质，术后眼压不受到滤过泡瘢痕化的影响，远期成功率可能较外滤过手术更高，目前初步 5 年成功率达 81.3%；④其非滤过泡依赖及术后滤过泡发生率低的手术特性也使手术区域的选择更加灵活，且降低了对手术区域结膜状态的要求，即使是既往多次接受抗青光眼手术致常规点位结膜被破坏或结膜状态差的患者，依然可接受该手术方式，理论上该手术适应证较小梁切除术更广。

由此，我们团队着眼于闭角型青光眼患者，形成了穿透性 Schlemm 管成形术这一手术理念，在 2015 年 6 月进行了首例穿透性 Schlemm 管成形术，治疗了 1 例原发性慢性闭角型青光眼患者，截至目前该病例术后眼压控制良好，未使用任何降眼压药物，这也鼓舞我们团队继续进行该手术队列的研究，并于 2018 年获得美国发明专利，美国发明专利的授权也肯定了本技术的创新性（附录 1）。目前经过 8 年余的临床实践，单中心顺利完成超过 1300 例穿透性 Schlemm 管成形术的治疗，并获得温州医科大学新技术认定"国际先进"荣誉（附录 2），在本书的后续章节将详尽地为大家介绍穿透性 Schlemm 管成形术的应用与研究结果。

参考文献

[1] CAIRNS J E. Trabeculectomy. Preliminary report of a new method [J]. American Journal of Ophthalmology, 1968, 66 (4): 673-679.

[2] JACOBI P C, DIETLEIN T S, KRIEGLSTEIN G K. Adjunctive mitomycin C in primary trabeculectomy in young adults: a long-term study of case-matched young patients [J]. Graefe's Archive for Clinical and Experimental Ophthalmology, 1998, 236 (9): 652-657.

[3] BINDLISH R, CONDON G P, SCHLOSSER J D, et al. Efficacy and safety of mitomycin-C in primary trabeculectomy: five-year follow-up [J]. Ophthalmology, 2002, 109 (7): 1336-1341; discussion 1341-1342.

[4] ZIMMERMAN T J, KOONER K S, FORD V J, et al. Effectiveness of nonpenetrating trabeculectomy in aphakic patients with glaucoma [J]. Ophthalmic Surgery, 1984, 15 (1): 44-50.

[5] STEGMANN R, PIENAAR A, MILLER D. Viscocanalostomy for open-angle glaucoma in black African patients [J]. Journal of Cataract and Refractive Surgery, 1999, 25 (3): 316-322.

[6] BILGIN G, KARAKURT A, SARICAOGLU M S. Combined non-penetrating

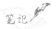

deep sclerectomy with phacoemulsification versus non-penetrating deep sclerectomy alone [J]. Seminars in Ophthalmology, 2014, 29（3）: 146-150.

[7] 吴作红, 梁远波, 叶天才, 等. 非穿透小梁手术与小梁切除术远期疗效比较 [J]. 眼科, 2008,（4）: 278-282.

[8] 王宁利, 梁远波, 庄雪梅, 等. 非穿透小梁手术的术后早期并发症及成本 - 效果分析 [J]. 中华眼科杂志, 2005,（6）: 505-510.

[9] WEINREB R N, AUNG T, MEDEIROS F A. The pathophysiology and treatment of Glaucoma: a review [J]. Jama, 2014, 311（18）: 1901-1911.

[10] 舒静, 李晴, 曾流芝. Schlemm 管手术发展史 [J]. 眼科学报, 2020, 35（4）: 262-270.

[11] HU M, WANG H, HUANG A S, et al. Microcatheter-assisted trabeculotomy for primary congenital glaucoma after failed Glaucoma surgeries [J]. Journal of Glaucoma, 2019, 28（1）: 1-6.

[12] CHIN S, NITTA T, SHINMEI Y, et al. Reduction of intraocular pressure using a modified 360-degree suture trabeculotomy technique in primary and secondary open-angle glaucoma: a pilot study [J]. Journal of Glaucoma, 2012, 21（6）: 401-407.

[13] SMITH R. A new technique for opening the canal of Schlemm. Preliminary report [J]. The British Journal of Ophthalmology, 1960, 44（6）: 370-373.

[14] MATLACH J, DHILLON C, HAIN J, et al. Trabeculectomy versus canaloplasty （TVC study）in the treatment of patients with open-angle glaucoma: a prospective randomized clinical trial [J]. Acta Ophthalmologica, 2015, 93（8）: 753-761.

[15] DENG Y, ZHANG S, YE W, et al. Achieving inner aqueous drain in glaucoma secondary to iridocorneal endothelial syndrome: one year results of penetrating canaloplasty [J]. American Journal of Ophthalmology, 2022, 243: 83-90.

[16] WAN Y, CAO K, WANG J, et al. Gonioscopy-assisted Transluminal Trabeculotomy（GATT）combined phacoemulsification surgery: outcomes at a 2-year follow-up [J]. Eye（London, England）, 2023, 37（6）: 1258-1263.

[17] KAZEROUNIAN S, ZIMBELMANN M, LÖRTSCHER M, et al. Canaloplasty ab interno（AbiC）- 2-Year-Results of a novel minimally invasive glaucoma surgery （MIGS）technique [J]. Klinische Monatsblatter Fur Augenheilkunde, 2021, 238（10）: 1113-1119.

[18] AHMED I I K, DE FRANCESCO T, RHEE D, et al. Long-term outcomes from the HORIZON randomized trial for a schlemm's canal microstent in combination cataract and glaucoma surgery [J]. Ophthalmology, 2022, 129（7）: 742-751.

[19] GOŁASZEWSKA K, OBUCHOWSKA I, KONOPIŃSKA J. Efficacy and safety of ab externo phaco-canaloplasty versus first-generation iStent bypass implantation combined with phacoemulsification in patients with primary open angle glaucoma-early results [J]. International Journal of Environmental Research and Public

Health，2023，20（2）：1365.

[20] 中华医学会眼科学分会青光眼学组，中国医师协会眼科医师分会青光眼学组.
      中国青光眼指南（2020 年）［J］. 中华眼科杂志，2020，56（08）：573-586.

[21] LIANG Y，FRIEDMAN D S，ZHOU Q，et al. Prevalence and characteristics of
      primary angle-closure diseases in a rural adult Chinese population：the Handan
      Eye Study［J］. Investigative Ophthalmology & Visual Science，2011，52（12）：
      8672-8679.

[22] 程欢欢，胡城，孟京亚，等. 穿透性黏小管成形术治疗原发性闭角型青光眼
      的初步疗效观察［J］. 中华眼科杂志，2019，55（06）：448-453.

[23] CAIRNS J E. Surgical treatment of primary open-angle glaucoma［J］.
      Transactions of The Ophthalmological Societies of The United Kingdom，1972，92：
      745-756.

[24] WATSON P G，BARNETT F. Effectiveness of trabeculectomy in glaucoma［J］.
      American Journal of Ophthalmology，1975，79（5）：831-845.

[25] ZHANG S，HU C，CHENG H，et al. Efficacy of bleb-independent penetrating
      canaloplasty in primary angle-closure glaucoma：one-year results［J］. Acta
      Ophthalmol Ogica，2022，100（1）：e213-e220.

[26] CHENG H，YE W，ZHANG S，et al. Clinical outcomes of penetrating
      canaloplasty in patients with traumatic angle recession glaucoma：a prospective
      interventional case series［J］. The British Journal of Ophthalmology，2023，
      107（8）：1092-1097.

[27] HU J J，LIN H S，ZHANG S D，et al. A new bleb-independent surgery namely
      penetrating canaloplasty for corticosteroid-induced glaucoma：a prospective case
      series［J］. International Journal of Ophthalmology，2022，15（7）：1077-1081.

[28] LE R，XIE Y，CHENG H，et al. Outcomes of penetrating canaloplasty in childhood
      glaucoma［J］. Journal of Glaucoma，2023，32（1）34-39.

[29] 叶雯青，古娟，胡城，等. 穿透性 Schlemm 管成形术远期效果的初步观察［J］.
      眼科，2022，31（1）：14-19.

[30] YE W，FU L，LI J，et al. Surgical outcomes of penetrating canaloplasty in patients
      with uncontrolled Posner-Schlossman syndrome：a prospective study［J］. Ocular
      Immunology and Inflammation，2023，1-7.

第二章
穿透性 Schlemm 管成形术手术操作步骤

　　穿透性 Schlemm 管成形术是我们团队创新形成的，其将小梁切除术手术步骤整合至 Schlemm 管成形术中，是一种不受房角形态影响的经 Schlemm 管内引流的青光眼手术方式。其在完成 Schlemm 管全周穿通扩张的基础上进入前房剪除角巩膜缘组织，达到直接沟通眼内前房与 Schlemm 管管腔的目的，手术设计原理已在第二节中详细阐述，本章内容将在引用发表于中华眼视光学与视觉科学杂志的《穿透性 Schlemm 管成形术手术操作规范（2020）》基础上进一步详细阐述穿透性 Schlemm 管成形术的操作步骤。

第一节　手术部位评估

　　常规同传统小梁切除术的手术部位一致，首选上方偏鼻侧或者颞侧作为手术区域。针对既往有多次抗青光眼手术史的术眼，建议避开原手术位置，结合实际情况选择适合的手术区域，特殊情况下可选择下方象限、既往滤过手术区域或者虹膜高位前粘连区域进行手术（图 2-1-1）。

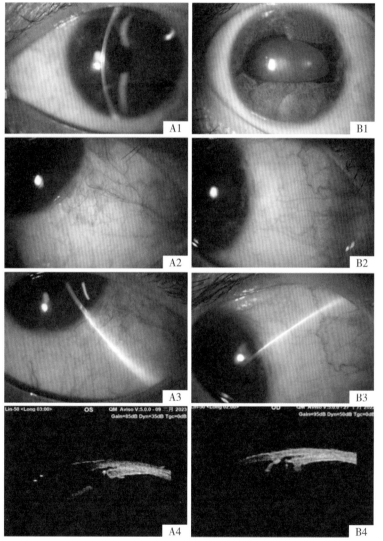

A. 既往有多次抗青光眼手术史的原发性开角型青光眼患者术后前段照相及手术区域 UBM 图像（左眼），既往上方偏鼻颞侧均行抗青光眼手术，本次穿透性 Schlemm 管成形术选择颞下方作为手术区域；B. 虹膜角膜内皮综合征继发性青光眼患者术后前段照相及手术区域 UBM 图像（右眼），本次穿透性 Schlemm 管成形术选择鼻侧作为手术区域。

图 2-1-1 非常规手术部位选择和术后眼前段及 UBM 图像

第二节　手术操作步骤

（1）术前准备及麻醉

在表面麻醉或者全身麻醉（儿童或有特殊身体情况者）后，进行术眼消毒铺巾。表面麻醉者进行筋膜下浸润麻醉，常规在颞侧或鼻侧球结膜下注射 2% 利多卡因 0.1～0.2 mL，用棉签向拟手术区域推挤球结膜下液体，以充分分离球结膜下间隙。针对因严重炎症刺激或其他因素导致配合欠佳的患者，可选择联合球周或球后麻醉。对于儿童或全身情况较差、阿尔茨海默病、幽闭恐惧症及精神高度紧张等无法配合手术的患者应选择全身麻醉，以提高手术配合度，降低手术风险。

（2）眼球固定

通常使用 5-0 丝线进行上直肌悬吊牵引，也可根据手术区域的不同采用 6-0 或 8-0 可吸收缝线进行透明角膜缝线牵引固定。

（3）结膜瓣制作

通常采用以穹隆为基底的结膜瓣。用结膜剪沿角膜缘弧度剪开全层球结膜，长度约为 8 mm。在筋膜囊下紧贴巩膜表面进行钝性分离，暴露约 5 mm×4 mm 的区域术野。

（4）浅层巩膜瓣制作

制作以角膜缘为基底的浅层巩膜瓣，大小为 4.0 mm×3.5 mm，厚度约为 1/2 巩膜厚度；浅层巩膜瓣向前剖切至透明角膜缘内 1 mm（图 2-2-1）。针对眼球扩张较为明显的先天性青光眼，制作以 4 mm×4 mm 巩膜大小为宜。

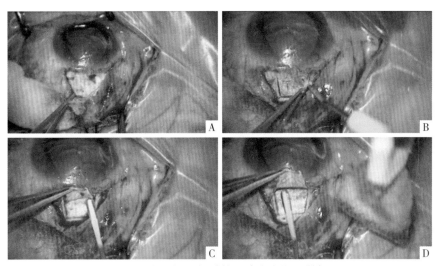

A、B. 钳夹固定眼球，剖切适合大小的巩膜瓣；

C、D. 向前剖切巩膜瓣至角膜缘内 1 mm。

图 2-2-1　穿透性 Schlemm 管成形术浅层巩膜瓣制作过程

（5）深层巩膜瓣制作并切除

于浅层巩膜瓣下制作 1.5 mm × 2.0 mm 大小的深层巩膜瓣，起瓣深度以可透见灰蓝色脉络膜为佳；逐渐向前剖切，当巩膜床纤维呈现环形排列时，继续向前分离，即可见 Schlemm 管外壁被划开，暴露灰棕色 Schlemm 管内壁；进一步剪除深层巩膜瓣（图 2-2-2）。

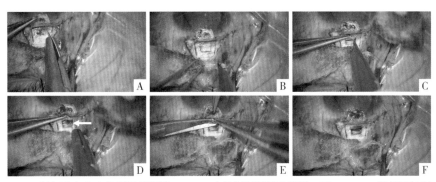

A、B. 剖切适合大小的深层巩膜瓣；C、D. 向前剖切深层巩膜瓣，至 Schlemm 管外壁被划开，可见灰棕色 Schlemm 管内壁（白色箭头）；E. 剪除深层巩膜瓣；F. 完成深层巩膜瓣剪除后的切口情况。

图 2-2-2　穿透性 Schlemm 管成形术深层巩膜瓣制作并切除过程

（6）Schlemm 管全周穿通

在完成微导管装置连接等穿行前准备后，用显微镊轻柔地夹持微导管，将其自 Schlemm 管一侧断端开口处插入，并顺角膜缘弧度缓慢向前推进，通过观察微导管头端指示灯的位置，判断微导管是否在 Schlemm 管管腔内走行，直至微导管从 Schlemm 管另一侧断端开口处穿出。如遇阻力，可回退少许微导管，向 Schlemm 管管腔内注入少许黏弹剂进行扩张，再继续向前推行微导管，穿行过程如图 2-2-3 示意。

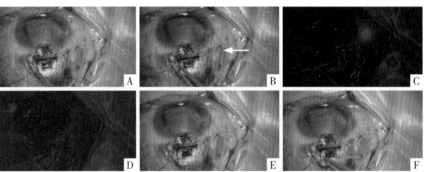

A、B. 微导管从一侧断端插入，并穿行一小段 Schlemm 管管腔，眼表可透见指示灯光亮，提示微导管走行在 Schlemm 管管腔中（白色箭头）；C、D. 穿行过程中微导管头端指示灯辅助定位；E、F. 微导管穿行全周返回至手术切口附近，微导管从对侧断端穿出（蓝色箭头）。

图 2-2-3　穿透性 Schlemm 管成形术术中微导管辅助下 Schlemm 管全周穿通过程

（7）Schlemm 管内张力缝线植入

将 1 根 10-0 聚丙烯缝线系于微导管头端膨大处后方并打结，缓慢回退微导管，将 10-0 聚丙烯缝线引入 Schlemm 管，每回退 1 个点位，顺时针旋转黏弹剂推注器 1 格，以向 Schlemm 管内注入黏弹剂进行扩张，直至微导管全部从 Schlemm 管退出，并将 10-0 缝线完全引入；剪断微导管处结扎的缝线，将 Schlemm 管内的缝线两端打结（图 2-2-4），缝线张力以见到 Schlemm 管内壁轻度向内凹陷为宜，内陷状态如术后房角镜、生物超声显微镜（ultrasound biomicroscopy，UBM）及术后前节光学相干断层扫描（optical coherence tomography，OCT）图像所示（图 2-2-5）。

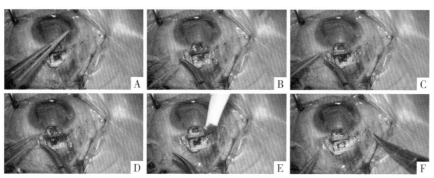

A. 将聚丙烯缝线结扎于微导管膨大端后方；B、C、D. 回退微导管过程中将缝线引入
Schlemm 管管腔中；E. 微导管全周回退出 Schlemm 管管腔，聚丙烯缝线顺利引入；
F. 结扎聚丙烯缝线，持续扩张 Schlemm 管管腔。

图 2-2-4　穿透性 Schlemm 管成形术中 Schlemm 管内张力缝线植入过程

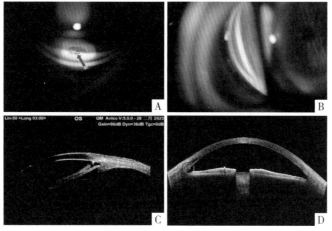

A、B. 术后房角镜下手术内滤过口缝线结扎点（红色箭头）及房角镜下 Schlemm 管内蓝色
缝线；C. 术后 UBM 扫描可见缝线在位，且轻度内陷（蓝色箭头）；D. 术后前节 OCT 扫
描可见 Schlemm 管内壁轻度内陷（红色圆圈）。

图 2-2-5　穿透性 Schlemm 管成形术后手术区域房角镜、UBM 及前节 OCT 图像

（8）切除角巩膜组织

将 15° 穿刺刀避开缝线，于浅层巩膜瓣下 Schlemm 管前缘穿刺
进入前房，并平行于角膜缘切开深层角巩膜缘组织，长约为 1.0 mm，
用显微小梁剪自此切口两端分别向前放射状剪开，如见周边虹膜向
外膨出，可使用虹膜剪剪开虹膜，缓慢放出后房房水；再平行于角
膜缘完整切除 1.0 mm × 0.5 mm 大小的深层角巩膜缘组织（图 2-2-6）。

笔记

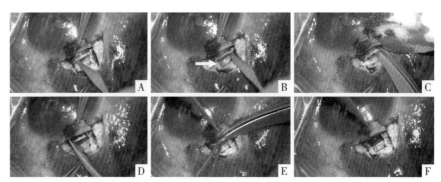

A、B.15° 穿刺刀穿刺进入前房，并平行切开角巩膜缘组织，可见房水涌出（白色箭头）；
C、D. 显微小梁剪自切口两侧剪开角巩膜缘组织；E. 剪除角巩膜缘组织；F. 完成角巩膜缘
　　组织剪除后，可见周边虹膜向外膨隆（蓝色箭头）。

图 2-2-6　穿透性 Schlemm 管成形术角巩膜组织剪除过程

（9）周边虹膜切除

用显微镊夹住角巩膜缘切口内的虹膜，轻轻提起并略向两侧牵拉，将显微剪平行于角膜缘制作宽基底的周边虹膜切除，切除范围应大于角巩膜缘切口范围。可利用虹膜恢复器从浅层巩膜瓣上轻轻向瞳孔方向按摩以还纳周边虹膜，顺利还纳虹膜后经周边透明角膜可见周边虹膜切除口；掀开浅层巩膜瓣，再次确认角巩膜缘切除口处通畅，无虹膜、睫状体或玻璃体嵌顿，则可进行巩膜瓣缝合操作（图 2-2-7）。

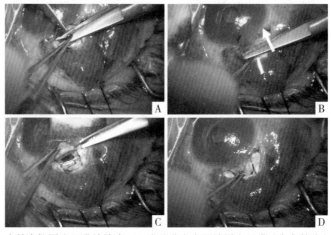

A. 夹持牵拉周边虹膜并剪除；B. 向瞳孔方向还纳周边虹膜（白色箭头）；
C. 掀开浅层巩膜瓣确认内口处通畅；D. 经透明周边角膜可见周边虹膜切除口。

图 2-2-7　穿透性 Schlemm 管成形术中周边虹膜切除过程

（10）缝合巩膜瓣

使用 10-0 尼龙线间断、紧密缝合巩膜瓣并打结埋线。自角膜辅助切口处向前房注入平衡盐溶液或无菌生理盐水形成前房，并使用海绵棒或棉签检查巩膜瓣处液体渗漏情况。以前房稳定，巩膜瓣处无明显渗漏为佳。如渗漏过多，需补充巩膜瓣缝线，以尽量减少术后外滤过（图 2-2-8）。

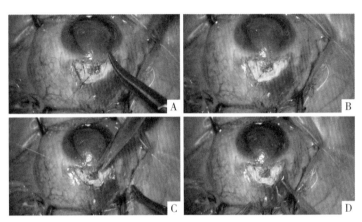

图 2-2-8　穿透性 Schlemm 管成形术巩膜瓣缝合过程

（11）缝合结膜瓣

使用 10-0 尼龙线间断缝合，或带筋膜层连续缝合球结膜切口。经角膜穿刺口向前房注入平衡盐溶液，观察结膜瓣是否水密。如发现结膜切口渗漏，予以补充缝合（图 2-2-9）。

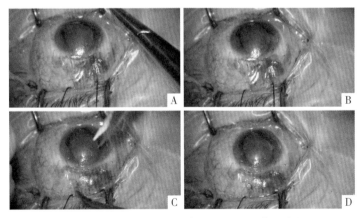

图 2-2-9　穿透性 Schlemm 管成形术中结膜瓣缝合过程

（12）手术结束

去除上直肌或角膜牵引缝线，移除开睑器，在结膜囊内涂抗生素和糖皮质激素眼膏，用敷料遮盖术眼，手术结束。术眼术后常规使用妥布霉素地塞米松滴眼液和妥布霉素地塞米松眼膏 2～4 周，具体可根据术眼结膜充血情况适当调整。

参考文献

[1] 国家眼部疾病临床医学研究中心青光眼协作组. 穿透性 Schlemm 管成形术手术操作规范（2020）［J］. 中华眼视光学与视觉科学杂志，2021，23（11）：801-804.

第三章
穿透性 Schlemm 管成形术
围手术期术后短暂性高眼压的处理

为加强穿透性 Schlemm 管成形术在青光眼患者整体诊治流程中的规范处理，国家眼部疾病临床医学研究中心青光眼协作组围绕穿透性 Schlemm 管成形术围手术期的处理已形成《穿透性 Schlemm 管成形术围手术期管理专家共识（2022）》，以期在手术指征及术中、术后并发症处理等方面提供推荐意见，从而进一步精准治疗适合行穿透性 Schlemm 管成形术的青光眼患者，规范青光眼医生对手术并发症的处理方式。关于围手术期的定义、手术指征、术前及术中注意事项等方面在专家共识中已详细阐述，本章将依托专家共识，围绕术后短暂性高眼压向读者分享我们团队在术后短暂性高眼压方面的临床观察及处理经验。

笔记

第一节 术后短暂性高眼压的定义

术后高眼压最早来源于白内障手术后出现的早期高眼压现象，通常将白内障术后早期眼压＞30 mmHg 判定为术后高眼压，也存在以28 mmHg、40 mmHg 或眼压较基线上升50% 等多种不同界值定义，在白内障手术后眼压超过25～30 mmHg 时，医生通常会对患者进行额外的干预或处理。而在青光眼手术中，尤其是青光眼内引流手术，也存在术后早期眼压升高现象，且其眼压的界值也存在多种定义，如表3-1-1。不同研究之间对术后高眼压的定义也不同，导致术后高眼压的发生率无法进行比较，且部分研究未说明其发生的时间范围，导致无法明确区分术后早期高眼压与青光眼手术失败造成的持续眼压升高。因此，在《穿透性 Schlemm 管成形术围手术期管理专家共识（2022）》中，对术后高眼压进行了重新定义。

首先，青光眼内引流手术术后早期高眼压与青光眼手术失败导致的持续眼压升高不同，在临床上我们团队观察到其呈逐渐下降趋势，为了良好地区分术后早期高眼压与手术失败，在结合临床特征情况下将其命名为术后短暂性高眼压。其次，考虑到在实际临床诊疗过程中青光眼手术后眼压超过正常范围临界值（21 mmHg）即可引起患者及临床医生的关注，故将术后短暂性高眼压的眼压升高界值定为21 mmHg。在对穿透性 Schlemm 管成形术后短暂性高眼压患者的临床观察中发现，其主要发生在术后1周至3个月，因此综合以上情况，将穿透性 Schlemm 管成形术术后短暂性高眼压定义为术后1周至3个月内出现的眼压升高（＞21 mmHg），但通过药物治疗或随访观察后眼压可逐步恢复至正常水平并保持稳定的现象。

表 3-1-1　不同类型青光眼内引流手术术后高眼压的发生情况

手术方式	术后高眼压定义	发生率	发生时间
黏小管扩张成形术	IOP > 30 mmHg	1.6%	术后早期（具体不详）
黏小管扩张成形术	IOP 较基线升高 > 10 mmHg	6.1%	术后早期（具体不详）
黏小管扩张成形术	IOP 较基线升高 > 10 mmHg	5.6%	术后早期（具体不详）
黏小管扩张成形术	IOP > 30 mmHg	6.4%	术后 90 天内
GATT	IOP > 30 mmHg	37.3%	术后 3 个月内
GATT	/	4.7%	术后 1 个月内
GATT	/	8.0%	术后早期（具体不详）
GATT	IOP > 30 mmHg 且较基线升高 10 mmHg	74.0%	
iStent 支架植入术	/	16.0%	术后早期（具体不详）
iStent 支架植入术	IOP 较基线升高 > 15 mmHg	6%	术后早期（具体不详）
iStent 支架植入术	IOP 较基线升高 > 10 mmHg	5.9%	术后 1 周内
穿透性 Schlemm 管成形术	IOP > 24 mmHg	40.0%	术后 3 个月内
穿透性 Schlemm 管成形术	IOP > 25 mmHg	37.8%	术后 1 个月内
	IOP > 30 mmHg	26.7%	
穿透性 Schlemm 管成形术	IOP > 21 mmHg	43.0%	术后 1 周~3 个月期间

第二节　术后短暂性高眼压的临床特征

在穿透性 Schlemm 管成形术队列研究中，我们团队观察并分析了 265 只行穿透性 Schlemm 管成形术并随访完成 6 个月以上的手术眼。研究发现 43.0% 的术眼（114/265）会出现术后短暂性高眼压，出现的时间主要集中在术后 1～4 周，占到 91.2%（104/114），另有 4.4%（5/114）出现在术后 5 周，其余眼（4.4%，5/114）分散出现在术后 7～12 周（图 3-2-1 A）。关于术后短暂性高眼压的持续时间，73.7% 的患者持续时间不超过 4 周，部分患者（26.3%）也可持续 5～12 周（图 3-2-1 B）。在术后短暂性高眼压的眼压水平方面，术后高眼压的峰值在 21.3～54.8 mmHg，平均峰值眼压为（32.1±8.0）mmHg，主要在术后 1～5 周出现，且 72.0% 的患者峰值眼压 ＜ 35 mmHg，但也存在部分术眼（8.8%，10/114）的高眼压峰值可达到 45 mmHg 以上（图 3-2-2）。

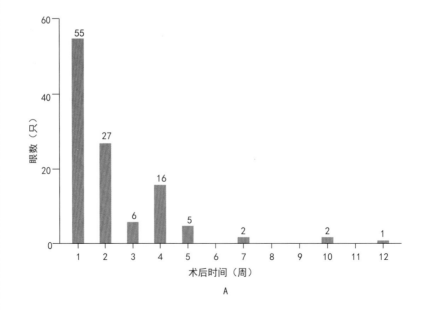

A

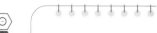

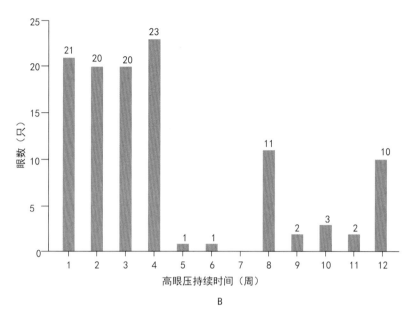

B

图 3-2-1　术后短暂性高眼压出现时间及持续时间的分布直方图（ *n*=114 ）

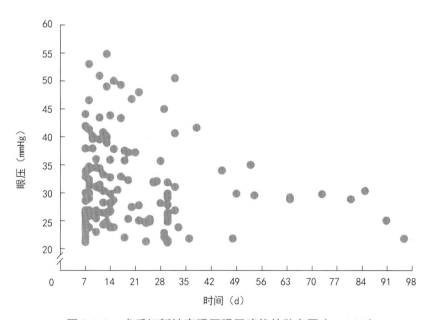

图 3-2-2　术后短暂性高眼压眼压峰值的散点图（ *n*=114 ）

第三节 术后短暂性高眼压的可能相关因素

我们团队基于单中心的临床数据，对行 Schlemm 管成形术及穿透性 Schlemm 管成形术的青光眼患者出现术后短暂性高眼压的危险因素进行分析。在行 Schlemm 管成形术的原发性开角型青光眼患者中发现，在术后高眼压组患者中术后 1 周内的最低眼压较未出现术后高眼压组患者更高，且眼压 ≥ 12 mmHg 的比例也更高；在矫正年龄、性别、眼别因素后，对术后高眼压的危险因素进一步分析发现，术后 1 周内最低眼压 ≥ 12 mmHg 是其独立的危险因素（*HR*：10.29），且术后高眼压组与术后 1 年完全成功率呈显著性负相关。

在行穿透性 Schlemm 管成形术的青光眼患者中发现更高的术前基线眼压及更年轻的青光眼患者可能更倾向于出现术后短暂性高眼压。在原发性开角型青光眼患者中术后短暂性高眼压组患者年龄更年轻（8～10 岁），前房积血比例更高；在原发性闭角型青光眼患者中术后短暂性高眼压组患者年龄更年轻且具有更高的术前眼压（高 7～8 mmHg）；在继发性青光眼患者中术后短暂性高眼压组具有更高的术前眼压、甘油三酯及纤维蛋白原（数据暂未发表）。术后短暂性高眼压的出现可能提示患者房水流出通道的短暂性功能失代偿。

综合目前我们团队的数据分析结果，在临床上可能会重点关注术前眼压水平高、术后出现前房积血、术后 1 周内眼压水平 ≥ 12 mmHg 及同类型青光眼中年龄较年轻的患者，他们可能是术后短暂性青光眼发生的主要对象。

第四节　术后短暂性高眼压的推荐处理措施

结合上述术后短暂性高眼压的临床特征分析，需要对眼压较高的术后短暂性高眼压患者进行临床干预，且不同患者其术后短暂性高眼压的发生和持续时间存在差异，临床上需要根据具体情况进行个体化处理，包括调整降眼压药物及其他辅助物理手段（如适当运动）等共同辅助降低眼压，从而改善患者症状并降低视神经损伤的风险，依托于专家共识具体推荐意见见表 3-4-1。

（1）判断术后短暂性高眼压的发生

行穿透性 Schlemm 管成形术后 3 个月内出现眼压升高表现时，临床医生不应盲目判定手术失败，应需要评估手术区域切口情况，通过房角镜、前节 OCT 或 UBM 检查明确患者术眼手术区域小梁内口是否通畅：①若术眼内滤过口通畅，考虑到患者可能出现术后短暂性高眼压现象，推荐临床医生根据术眼眼压、术后时间等情况对术后眼部用药进行调整等处理；②若内滤过口可疑堵塞，推荐进行药物（如毛果芸香碱滴眼液）、激光（如 Nd：YAG 氩激光疏通小梁内口）或手术治疗松解粘连，并进一步观察患者眼压变化。若上述处理后患者术后眼压持续升高超过 3 个月，则考虑为手术无效，建议酌情改行其他手术。

（2）术后短暂性高眼压的宣教

在行穿透性 Schlemm 管成形术后出现短暂性高眼压时，需要临床医生与患者的互相配合与信任，临床医生应做好患者的宣教工作，建议患者每 3～5 天进行 1 次眼压监测，记录眼压的波动趋势，定期门诊随访进行药物调整。

表 3-4-1　术后短暂性高眼压的推荐处理措施

高眼压水平	随访时间	推荐药物处理措施[a]	其他处理措施
21~25 mmHg	–[c]	继续使用当前术后抗炎药物，观察、监测眼压	当眼压水平 ≤ 30 mmHg 时，推荐适当跑步[b]，轻中等强度，15~20 min
25~30 mmHg	< 2 周	继续使用当前术后抗炎药物，加用降眼压药物 1~2 种	
	≥ 2 周	停用术后抗炎药物，加用降眼压药物 1~2 种	
30~40 mmHg	< 2 周	继续使用当前术后抗炎药物，同时加用降眼压药物 2~3 种	①跑步[b]，中等强度，20~30 min；②可考虑巩膜断线及暂时眼球按摩临时缓解过高眼压，但不建议长期维护滤过泡或眼球按摩
	≥ 2 周	停用术后抗炎药物，加用降眼压药物 2~3 种	
> 40 mmHg	< 2 周	继续使用当前术后抗炎药物，同时加用降眼压药物 3~4 种	①同常规术后高眼压处理，可甘露醇静脉滴注或前房穿刺降压缓解症状；②必要时可进行巩膜断线及暂时眼球按摩，但不建议长期维护滤过泡或眼球按摩
	≥ 2 周	停用术后抗炎药物，加用降眼压药物 3~4 种	

a. 考虑患者自身因素，在结合患者个体化诉求情况下均可适当调整降眼压药物；b. 跑步强度具体可根据个体身体素质调整；c. 针对眼压 < 25 mmHg 的术后高眼压水平，推荐处理措施不特别区分随访时间。

　　对穿透性 Schlemm 管成形术患者的正确选择及术后并发症的合理处理有利于手术的顺利完成及术后恢复状态的良好把控，尤其是对最常见的并发症——术后短暂性高眼压现象的医患沟通与处理。穿透性 Schlemm 管成形术围手术期的规范处理有利于对行该手术的青光眼患者开展精准化治疗，应该对其予以重视和规范。

参考文献

[1]　国家眼部疾病临床医学研究中心青光眼协作组. 穿透性 Schlemm 管成形术围手术期管理专家共识（2022）[J]. 中华眼视光学与视觉科学杂志，2023，

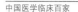
25（5）：321-326.

[2]　GRZYBOWSKI A，KANCLERZ P．Early postoperative intraocular pressure elevation following cataract surgery［J］．Current Opinion in Ophthalmology，2019，30（1）：56-62.

[3]　BRUSINI P，CARAMELLO G，BENEDETTI S，et al．Canaloplasty in open-angle glaucoma：mid-term results from a multicenter study［J］．Journal of Glaucoma，2016，25（5）：403-407.

[4]　BRUSINI P．Canaloplasty in open-angle glaucoma surgery：a four-year follow-up［J］．The Scientific World Journal，2014：469609.

[5]　LEWIS R A，VON WOLFF K，TETZ M，et al．Canaloplasty：three-year results of circumferential viscodilation and tensioning of Schlemm canal using a microcatheter to treat open-angle glaucoma［J］．Journal of Cataract and Refractive Surgery，2011，37（4）：682-690.

[6]　CHEN J，WANG Y E，QUAN A，et al．Risk factors for complications and failure after gonioscopy-assisted transluminal trabeculotomy in a young cohort［J］．Ophthalmology Glaucoma，2020，3（3）：190-195.

[7]　GROVER D S，GODFREY D G，SMITH O，et al．Gonioscopy-assisted transluminal trabeculotomy，ab interno trabeculotomy：technique report and preliminary results［J］．Ophthalmology，2014，121（4）：855-861.

[8]　BOESE E A，SHAH M．Gonioscopy-assisted transluminal trabeculotomy（GATT）is an effective procedure for steroid-induced glaucoma［J］．Journal of Glaucoma，2019，28（9）：803-807.

[9]　SHI Y，WANG H，OATTS J T，et al．A prospective study of intraocular pressure spike and failure after gonioscopy-assisted transluminal trabeculotomy in juvenile open-angle glaucoma：a prospective study of GATT in JOAG［J］．American Journal of Ophthalmology，2022，236：79-88.

[10]　KHAN M，SAHEB H，NEELAKANTAN A，et al．Efficacy and safety of combined cataract surgery with 2 trabecular microbypass stents versus ab interno trabeculotomy［J］．Journal of Cataract and Refractive Surgery，2015，41（8）：1716-1724.

[11]　FERGUSON T J，SWAN R，IBACH M，et al．Trabecular microbypass stent implantation with cataract extraction in pseudoexfoliation glaucoma［J］．Journal of Cataract and Refractive Surgery，2017，43（5）：622-626.

[12]　KURJI K，RUDNISKY C J，RAYAT J S，et al．Phaco-trabectome versus phaco-iStent in patients with open-angle glaucoma［J］．Canadian Journal of Ophthalmology Journal Canadien D'ophtalmologie，2017，52（1）：99-106.

[13]　程欢欢，胡城，孟京亚，等．穿透性黏小管成形术治疗原发性闭角型青光眼的初步疗效观察［J］．中华眼科杂志，2019，55（6）：448-453.

[14]　ZHANG S，HU C，CHENG H，et al．Efficacy of bleb-independent penetrating

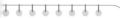

canaloplasty in primary angle-closure glaucoma: one-year results［J］. Acta Ophthalmol Ogica，2022，100（1）：e213-e220.

[15] 古娟，叶雯青，陈仪泽，等. 穿透性 Schlemm 管成形术后短期高眼压的发生率及时间分布特征［J］. 中华眼科杂志，2022，58（11）：882-889.

[16] XU L，ZHANG X，CAO Y，et al. Incidence and risk factors of early transient intraocular pressure elevation after canaloplasty for primary open-angle glaucoma［J］. Journal of Zhejiang University-SCIENCE B. 2023 24（4）：366-370.

[17] GENE-MORALES J，GENé-SAMPEDRO A，SALVADOR-PALMER R，et al. Effects of squatting with elastic bands or conventional resistance-training equipment at different effort levels in post-exercise intraocular pressure of healthy men［J］. Biology of Sport，2022，39（4）：895-903.

[18] WYLĘGAŁA A. The effects of physical exercises on ocular physiology：a review［J］. Journal of Glaucoma，2016，25（10）：e843-e849.

[19] KIM Y W，PARK K H. Exogenous influences on intraocular pressure［J］. The British Journal of Ophthalmology，2019，103（9）：1209-1216.

第四章
穿透性 Schlemm 管成形术
病例系列研究分享

自 2015 年开展穿透性 Schlemm 管成形术以来，陆续产出一系列学术论文，从病例报道到闭角型青光眼的病例系列研究，再到各种难治性青光眼的病例系列研究，8 年余的研究与探索中，我们团队在国内外共计产出 18 篇学术论文，同时推广单位（外单位不完全统计）也开始产出相关论文报告（表 4-1-1），未来我们团队也将继续耕耘于穿透性 Schlemm 管成形术手术队列研究，并将产出的研究结果与各位眼科同道分享交流。本章将就我们团队发表的 6 篇代表性病例系列研究论文向大家分享穿透性 Schlemm 管成形术的系列研究结果。

表 4-1-1　穿透性 Schlemm 管成形术相关学术论文情况

单位	发表杂志	发表时间 （年）	病种	研究类型
温州医科大学附属眼视光医院	Clinics in Surgery	2017	新生血管性青光眼	病例报告

续表

单位	发表杂志	发表时间（年）	病种	研究类型
温州医科大学附属眼视光医院	眼科	2018	原发性慢性闭角型青光眼	病例报告
温州医科大学附属眼视光医院	眼科	2018	激素性青光眼	病例报告
温州医科大学附属眼视光医院	眼科	2019	各类青光眼	前瞻性病例系列研究
温州医科大学附属眼视光医院	中华眼科杂志	2019	原发性闭角型青光眼	前瞻性病例系列研究
温州医科大学附属眼视光医院	Clinics in Surgery	2020	原发性开角型青光眼	病例报告
温州医科大学附属眼视光医院	中华眼视光学与视觉科学杂志	2021	各类青光眼	回顾性系列病例研究
温州医科大学附属眼视光医院	中华眼视光学与视觉科学杂志	2021	–/ 手术操作规范	手术操作规范
温州医科大学附属眼视光医院	Acta Ophthalmol	2021	原发性闭角型青光眼	前瞻性病例系列研究
温州医科大学附属眼视光医院	眼科	2022	各类青光眼	回顾性病例系列研究
温州医科大学附属眼视光医院	Br J Ophthalmol	2022	房角后退型青光眼	前瞻性病例系列研究
温州医科大学附属眼视光医院	Int J Ophthalmol	2022	激素性青光眼	前瞻性病例系列研究
温州医科大学附属眼视光医院	Am J Ophthalmol	2022	ICE 继发性青光眼	前瞻性病例系列研究
安阳市眼科医院	中华眼外伤职业眼病杂志	2022	闭角型青光眼	前瞻性病例系列研究
温州医科大学附属眼视光医院	J Glaucoma	2022	儿童青光眼	前瞻性病例系列研究
温州医科大学附属眼视光医院	中华眼科杂志	2022	术后高眼压分析	前瞻性病例系列研究
温州医科大学附属眼视光医院	Ocul Immunol Inflamm	2023	青光眼睫状体炎综合征	前瞻性病例系列研究

续表

单位	发表杂志	发表时间（年）	病种	研究类型
四川大学华西医院	Medicine（Baltimore）	2023	ICE 继发性青光眼	病例报告
温州医科大学附属眼视光医院	中华眼视光学与视觉科学杂志	2023	围手术期专家共识	专家共识
温州医科大学附属眼视光医院	中华眼视光学与视觉科学杂志	2023	原发性开角型青光眼合并高度近视	前瞻性病例系列研究

第一节　穿透性 Schlemm 管成形术治疗原发性闭角型青光眼：1 年研究结果

　　原发性闭角型青光眼是一类由于广泛房角关闭导致眼压急性或慢性升高，伴或不伴有青光眼性视乳头改变和视野损伤的青光眼类型。其在亚洲地区的发病率高于全球其他地区，目前的治疗方式主要包括药物、激光及各类以外滤过为主的抗青光眼手术。

　　在原发性闭角型青光眼的手术治疗方面，小梁切除术是其主流的手术方式，自 1968 年 Cairns 首次报道小梁切除术以来，其也一直是青光眼手术治疗的金标准。作为经典的外滤过手术方式，小梁切除术具有良好的降眼压效果，但术后低眼压相关并发症、滤过泡瘢痕化问题及频繁的滤过泡维护干预使得青光眼手术技术向非滤过泡依赖的内引流青光眼手术技术进一步改良发展。目前多种非滤过泡依赖的微创青光眼手术方式在开角型青光眼中得到广泛应用，但由于受限于房角开放状态，这类手术在闭角型青光眼中的应用仍受到限制。近年来，超声乳化白内障吸除术联合房角分离术治疗原发性闭角型青光眼的研究结果被广泛报道，其可以重新打开部分闭角型青光眼患者关闭的房角，重建房水的生理性引流，在合并白内障的

笔记

原发性闭角型青光眼患者中被作为首选推荐的手术治疗方式，但关于透明晶状体的摘除与否仍存在争议。

穿透性 Schlemm 管成形术术中可以直接沟通前房与 Schlemm 管管腔，将房水直接引入 Schlemm 管管腔内，理论上可以避开原发性闭角型青光眼患者因房角关闭带来的近端小梁网房水外流阻力，实现房水的生理性内引流。因此，我们团队通过前瞻性病例系列研究探究了穿透性 Schlemm 管成形术在原发性闭角型青光眼中初步的手术安全性与有效性，并在 *Acta Ophthalmologica* 上发表 1 年的研究结果，具体如下。

研究入组 53 例（57 眼）原发性闭角型青光眼患者，其中成功完成穿透性 Schlemm 管成形术的 45 眼（78.9%）被纳入分析。患者术前平均眼压为（33.9 ± 11.7）mmHg，术后 12 个月下降至（15.4 ± 3.7）mmHg，术前平均降眼压药物数量为（3.2 ± 0.8）种，术后 12 个月下降至（0.1 ± 0.3）种（图 4-1-1）。不同成功率定义下的完全成功率在术后 12 个月分别为 78.9%（IOP ≤ 21）mmHg，71.1%（IOP ≤ 18 mmHg），50.0%（IOP ≤ 15 mmHg）（图 4-1-2）。术后主要的并发症是术后短暂性高眼压（IOP > 30 mmHg，26.7%）及前房积血（11.1%）（表 4-1-2）。

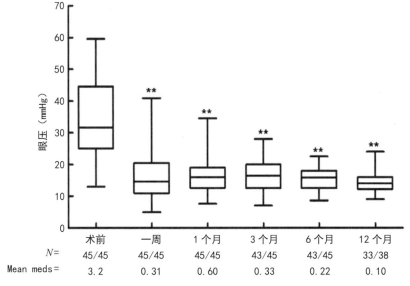

图 4-1-1　穿透性 Schlemm 管成形术术前及术后各随访点眼压变化的
箱式示意图（** 指 $P < 0.001$）

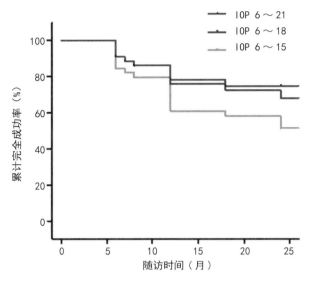

图 4-1-2　三种完全成功率定义的 Kaplan-Meier 生存曲线分析
（眼压 ≤ 21 mmHg，眼压 ≤ 18 mmHg，眼压 ≤ 15 mmHg 且降眼压幅度 ≥ 30%）

　　该研究结果显示穿透性 Schlemm 管成形术能有效降低原发性闭角型青光眼患者的眼压及降眼压药物数量，且具有良好的手术安全性，能重建原发性闭角型青光眼患者生理性房水引流途径。

表 4-1-2　穿透性 Schlemm 管成形术术中及术后并发症

并发症	例数（%）
短暂性高眼压	
> 25 mmHg 且 ≤ 30 mmHg	5（11.1）
> 30 mmHg	12（26.7）
前房积血	5（11.1）
低眼压	2（4.4）
周边虹膜嵌顿	1（2.2）
后弹力层脱离	1（2.2）
恶性青光眼	1（2.2）

笔记

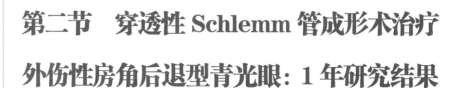

第二节　穿透性 Schlemm 管成形术治疗外伤性房角后退型青光眼：1 年研究结果

眼球钝挫伤后房角后退发生率在 56%～100%，而发生房角后退后 2%～10% 的患者可能出现外伤性青光眼。眼球钝挫伤后，患眼的小梁网出现损伤变性、水肿，随时间延长可表现为小梁网纤维化、瘢痕化，同时睫状肌纵行纤维及环形纤维撕裂导致其无法牵拉小梁网网状结构，调节小梁网房水流出，导致小梁网途径的房水流出阻力增大，眼压升高，最终表现为继发性青光眼。

目前小梁切除术联合抗代谢药物与引流阀植入术是治疗外伤性房角后退型青光眼的主要手术方式，但由于房角后退型青光眼患者平均年龄较小，受到滤过泡瘢痕化问题影响，远期手术疗效不理想。既往研究显示小梁切除术后 1 年成功率为 85%，而 3 年成功率仅为 66%；引流阀植入术治疗房角后退型青光眼研究显示 3 年成功率仅为 41%。因此，我们团队通过前瞻性病例系列研究探究穿透性 Schlemm 管成形术治疗外伤性房角后退型青光眼的手术有效性和安全性，并发表在 *British Journal of Ophthalmology* 杂志，研究具体结果如下。

该研究入组了 45 例（45 眼）拟行穿透性 Schlemm 管成形术的外伤性房角后退型青光眼患者，其中 40 例（40 眼）顺利完成穿透性 Schlemm 管成形术的患者被纳入分析。患眼的平均眼压水平由术前的（37.8±12.3）mmHg 分别下降至术后 1 个月（18.5±6.4）mmHg，术后 3 个月（14.9±4.6）mmHg，术后 6 个月（15.7±5.4）mmHg 及术后 12 个月（14.8±3.6）mmHg（$P<0.05$，表 4-2-1）。降眼压药物数量由术前的（3.3±1.2）种，下降至术后 1 个月（1.2±1.4）种，术后 3 个月（0.1±0.5）种，术后 6 个月（0.1±0.4）种及术后 12 个月

（0.1±0.5）种（P<0.05，表4-2-1）。在顺利完成穿透性 Schlemm 管成形术的 40 眼中，87.5% 的患眼（35/40）术后 6 个月表现为完全成功，89.5% 的患眼（34/38）术后 12 个月表现为完全成功（表4-2-2）。前房积血（45.0%）及术后短暂性高眼压（IOP > 30 mmHg，22.5%）是术后主要的并发症，未见其他严重并发症（表4-2-3）。

该研究结果显示穿透性 Schlemm 管成形术在治疗外伤性房角后退型青光眼方面具有良好的降眼压效果，且未见严重术后并发症，手术安全性良好。

表 4-2-1　穿透性 Schlemm 管成形术术前及术后各随访点眼压及降眼压药物数量的变化

	眼压（mmHg）	降眼压药物（种）
术前眼压	37.8±12.3	3.3±1.2
术后 1 个月	18.5±6.4	1.2±1.4
术后 3 个月	14.9±4.6	0.1±0.5
术后 6 个月	15.7±5.4	0.1±0.4
术后 12 个月	14.8±3.6	0.1±0.5
P 值	<0.05	<0.05

表 4-2-2　穿透性 Schlemm 管成形术后手术成功率

	组 1		组 2	
	完全成功	条件成功	完全成功	条件成功
术后 1 个月	18/45（40.0）	27/45（60.0）	18/40（45.0）	27/40（67.5）
术后 3 个月	32/45（71.1）	35/45（77.8）	32/40（80.0）	35/40（87.5）
术后 6 个月	35/45（77.8）	36/45（80.0）	35/40（87.5）	36/40（90.0）
术后 12 个月	34/43（79.1）	37/43（86.0）	34/38（89.5）	37/38（97.4）

注：组 1 包括所有入组患眼，组 2 包括顺利完成穿透性 Schlemm 管成形术患眼。

表 4-2-3 穿透性 Schlemm 管成形术术后并发症

	例数（%）
并发症	
前房积血（≥1mm）	18（45.0）
短暂性高眼压	
＞21mmHg 且 ≤30mmHg	12（30.0）
＞30mmHg	9（22.5）
短暂性低眼压（眼压＜5mmHg）	3（7.5）
低眼压相关脉络膜脱离	2（5.0）
浅前房	1（2.5）
干预	
激光断线治疗	1（2.5）

第三节　穿透性 Schlemm 管成形术治疗激素性青光眼：1 年研究结果

　　激素性青光眼是由于局部或全身使用糖皮质激素引起继发性眼压升高，进而出现视野损害，表现出青光眼性视神经损伤，一般将其定义为眼压较激素使用前升高 10 mmHg。对于其发病率、在继发性青光眼中所占比例等流行病学研究尚不足，但有研究发现，正常人中有 61%～63% 对激素不敏感（眼压升高 < 5 mmHg），33% 为中度敏感（眼压升高 6～15 mmHg），4%～6% 为高度敏感（眼压升高 >15 mmHg）。同时，在原发性开角型青光眼患者中，有 46%～92% 的患者在局部使用类固醇激素后眼压明显升高。而没有青光眼病史的健康人和激素不敏感的人，因为不存在不可逆的小梁网结构变化，一般在激素停止使用 2 周左右眼压可恢复到正常水平。目前其发病机制尚不明确，主要认为是通过多种途径增加房水流出阻力，尤其是黏多糖沉积导致的小梁网途径房水流出阻力增加。

　　当激素性青光眼患者停用激素类药物后眼压仍不能恢复正常水平或因全身疾病原因无法停用激素类药物时，则需要药物、激光或手术进行干预，目前激素性青光眼患者的手术治疗方式包括小梁切除术、小梁切开术、黏小管扩张成形术、房角镜辅助下的内路小梁切开术等多种手段。非穿透性深层巩膜切除术应用于激素性青光眼患者的临床研究发现，术后 4 年完全成功率为 56.7%（不使用降眼压药物的情况下，眼压 ≤ 21 mmHg），条件成功率为 70%（在使用降眼压药物的情况下，眼压 ≤ 21 mmHg）。小梁切开术研究报道其术后 1 年平均眼压可较基线下降 55.6%，但仍有 5% 的患者术后使用降眼压药物眼压控制不佳，需行二次手术。目前依赖滤过泡的小梁切除术仍是其最常见的手术方式，但仍无法避免术后滤过泡瘢痕化问题，

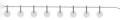

影响远期手术疗效。随着以黏小管扩张成形术、房角镜辅助下的内路小梁切开术为代表的内引流手术逐渐开始应用于激素性青光眼患者中，我们团队也通过前瞻性病例系列研究来探究穿透性 Schlemm 管成形术这一内引流手术在激素性青光眼患者中的手术有效性和安全性，并在 *International Journal of Ophthalmology* 杂志发表研究结果，具体内容如下。

10 例（10 眼）激素性青光眼患者均顺利完成穿透性 Schlemm 管成形术。10 例患者中致激素性青光眼的主要原发病是葡萄膜炎（4/10，40%），其次是过敏性结膜炎（2/10，20%）及贝赫切特综合征（又称白塞综合征，2/10，20%）。10 例患者平均随访（20.4 ± 13.0）个月（范围：6 ～ 48 个月），患者的术前平均眼压为（45.1 ± 6.5）mmHg，平均降眼压药物数量为（3.3 ± 0.5）种。术后各随访点平均眼压分别为（15.8 ± 6.0）mmHg（术后 3 个月），（14.7 ± 3.3）mmHg（术后 6 个月），（15.3 ± 2.0）mmHg（术后 12 个月），（15.6 ± 2.6）mmHg（术后 18 个月），（17.5 ± 1.8）mmHg（术后 24 个月），（16.5 ± 4.9）mmHg（术后 36 个月），见表 4-3-1。术后各随访，患眼均未使用降眼压药物，手术条件成功率及完全成功率均为 90%（图 4-3-1）。前房积血是主要的并发症（30%），其次是术后短暂性高眼压（20%）、脉络膜脱离（10%），并发症均自行恢复。

该研究结果提示穿透性 Schlemm 管成形术在由激素引起的继发性开角型青光眼中具有良好的初步疗效，且未见严重并发症，是治疗激素性青光眼的一种良好手术选择，但该研究受到样本量的局限性，有待进一步收集病例和延长随访观察时间。

表 4-3-1　穿透性 Schlemm 管成形术术前及术后各随访点眼压水平及降眼压幅度

随访点	眼数（只）	眼压（mmHg）	抗青光眼药物数量（种）	P 值	眼压下降幅度（%）
基线	10	45.1 ± 6.5	3.3 ± 0.5	–	–
术后 3 个月	9	15.8 ± 6.0	0	< 0.01	65.6
术后 6 个月	9	14.7 ± 3.3	0	< 0.01	68.0
术后 12 个月	7	15.3 ± 2.0	0	< 0.01	65.6
术后 18 个月	6	15.6 ± 2.6	0	< 0.01	65.1
术后 24 个月	4	17.5 ± 1.8	0	< 0.01	61.8
术后 36 个月	2	16.5 ± 4.9	0	< 0.01	68.3
术后 48 个月	1	14.0	0	< 0.01	71.0

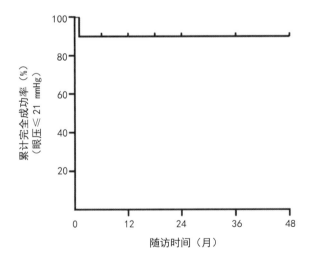

图 4-3-1　穿透性 Schlemm 管成形术后完全成功率的 Kaplan-Meier
生存分析曲线（眼压 ≤ 21 mmHg）

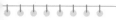

第四节　穿透性 Schlemm 管成形术治疗儿童青光眼：1 年研究结果

儿童青光眼是一组与高眼压和严重视神经损伤相关的异质性疾病，分为原发性青光眼与继发性青光眼。原发性青光眼包括先天性青光眼和青少年型青光眼，其中先天性青光眼是一类由于单纯房角发育异常或可合并虹膜异常导致房水流出受阻、眼压升高的青光眼，一般发病年龄 ≤ 3 岁。而青少年型青光眼则与原发性开角型青光眼类似，其房角结构基本正常，不伴有其他先天异常或综合征，无眼球扩张，通常是在 3 岁后的儿童期或者青少年期发病。

儿童青光眼占儿童盲的 8% 左右，其预后在很大程度上取决于早期、准确的诊断和及时的治疗。目前房角发育不全被认为是儿童原发性青光眼房水排出受阻、眼压升高的主要原因。因此，儿童青光眼的治疗是至关重要的。目前由于儿童青光眼的药物治疗缺乏相关安全性及有效性的足够循依据，且患儿用药依从性差，大多数情况下儿童青光眼尤其是先天性青光眼首选青光眼手术治疗，进一步根据发病机制首选前房角手术，包括房角切开术、小梁切开术。研究发现 2 岁内进行手术治疗的成功率明显高于 2 岁后，故及时、早期的手术干预是必要的。针对前房角手术失败的儿童青光眼患儿则需要行滤过性青光眼手术，如小梁切除术，或行睫状体破坏手术。随着手术器械的发展，眼用光纤导管在青光眼微创内引流手术中广泛应用，也在儿童青光眼治疗中展现较好的作用。目前微导管引导下的小梁切开术成为大多数专家推荐的首选治疗方式，荟萃分析报道也显示微导管辅助小梁切开术可能较传统小梁切开术更适合用于治疗儿童青光眼。但前房角手术通常需要广泛切开前房角，会对前房角造成一定的结构损伤，术后前房积血及睫状体脱离的并发症较为

笔记

常见，且术后需要长期使用毛果芸香碱来预防周边房角前粘连，也可能导致患儿不适和近视漂移。

穿透性 Schlemm 管成形术从外路打开 Schlemm 管外壁，术中仅切除局部角巩膜缘组织，对房角破坏范围较小，术后也不需要长期使用毛果芸香碱预防粘连。因此，我们团队采用穿透性 Schlemm 管成形术治疗儿童青光眼并探究其在儿童青光眼中的有效性及安全性，研究结果也发表在 *Journal of Glaucoma* 上，具体结果如下。

该研究入组 32 例（50 眼）儿童青光眼患者，其中 43 眼最终顺利完成 360° 穿通和穿透性 Schlemm 管成形术并被纳入分析。17 例（26 眼）为先天性青光眼，10 例（17 眼）为青少年型青光眼，总平均手术年龄为（6.2±5.5）岁（范围：10 天至 17 岁），术前平均眼压为（33.1±10.9）mmHg，降眼压药物数量中位数为 2 种，术后 12 个月平均眼压下降至（13.5±4.7）mmHg，降眼压幅度达到 59.35%，降眼压药物数量中位数下降至 0 种（范围：0～2 种），仅 13.5% 的患眼使用降眼压药物控制眼压（表 4-4-1）。术后 12 个月总体手术条件成功率为 89.2%（33/37），完全成功率为 81.1%（30/37）（图 4-4-1），在先天性青光眼中手术条件成功率为 86.4%（19/22），完全成功率为 77.3%（17/22），青少年型青光眼中条件成功率为 100%（15/15），完全成功率为 93.3%（14/15），且成功率在 2 种青光眼类型间均无统计学差异（$P > 0.05$，表 4-4-2）。在术后并发症方面，前房积血是主要的并发症，占到 14.0%（6/43），均在术后 1 周内自行吸收；5 眼（11.6%）术后出现浅前房，4 眼（9.3%）合并轻度脉络膜脱离，均在术后 1 周内自行恢复；此外未观察到其他严重并发症出现。

该研究结果提示穿透性 Schlemm 管成形术可以良好控制儿童青光眼患者眼压水平，且手术安全性良好，是一种可用于治疗儿童青光眼患者的手术选择方式。

表 4-4-1　穿透性 Schlemm 管成形术术前及术后各随访点眼压
及降眼压药物数量情况

	术前	术后 1 个月	术后 3 个月	术后 6 个月	术后 12 个月	P 值
眼数 / 眼数（%）	43/43 （100）	43/43 （100）	39/43 （90.7）	38/43 （88.4）	37/43 （86.0）	–
眼压（mmHg）	33.1 ± 10.9	14.3 ± 4.3	14.1 ± 5.1	15.9 ± 7.1	13.5 ± 4.7	< 0.01
抗青光眼药物 数量（种）	2 （0～5）	0 （0～3）	0 （0～2）	0 （0～4）	0 （0～2）	< 0.01
用药眼数，比例	34/43 （79.1）	7/43 （16.3）	2/39 （5.1）	2/38 （5.3）	5/37 （13.5）	< 0.01
眼压 ≤ 21 mmHg 眼数，比例	–	39/43 （90.7）	36/39 （92.3）	32/38 （84.2）	34/37 （91.9）	< 0.01
眼压 ≤ 18 mmHg 眼数，比例	–	37/43 （86.1）	34/39 （87.2）	27/38 （71.1）	31/37 （83.8）	< 0.01
眼压下降 幅度（%）	–	56.9	57.2	52.0	59.4	< 0.01

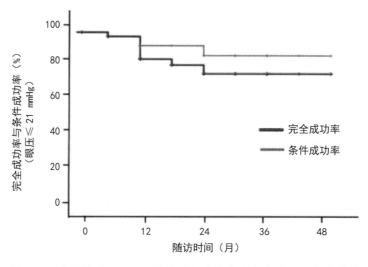

图 4-4-1 穿透性 Schlemm 管成形术治疗儿童青光眼总手术成功率
（完全成功率与条件成功率）

表 4-2-2　穿透性 Schlemm 管成形术治疗先天性青光眼以及青少年型青光眼手术成功率

| | 先天性青光眼，眼数（比例） | | | 青少年型青光眼，眼数（比例） | | | P 值 |
	眼数（只）	完全成功	条件成功	眼数（只）	完全成功	条件成功	完全成功 / 条件成功
术后 1 个月	26	20/26（76.9）	25/26（96.2）	17	15/17（88.2）	16/17（94.1）	0.30/0.64
术后 3 个月	24	22/24（91.7）	24/24（100）	15	14/15（93.3）	15/15（100）	0.67/1.00
术后 6 个月	23	22/23（95.7）	22/23（95.7）	15	14/15（93.3）	14/15（93.3）	0.64/0.64
术后 12 个月	22	17/22（77.3）	19/22（86.4）	15	14/15（93.3）	15/15（100）	0.20/0.20

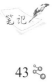
笔记

第五节　穿透性 Schlemm 管成形术治疗虹膜角膜内皮综合征继发性青光眼：1 年研究结果

虹膜角膜内皮综合征（iridocorneal endothelial syndrome，ICE）是一组以角膜内皮、虹膜及前房角结构异常为主要特征的临床眼部疾病，其发病机制尚不明确，目前主要针对其并发症进行治疗，其中继发性青光眼的治疗问题尤为突出。由于 ICE 患者年龄较轻（表 4-5-1），且角膜内皮原发问题尚未解决，导致常规青光眼手术方式在这一类继发性青光眼患者中疗效不佳（表 4-5-2），传统外滤过手术后滤过泡瘢痕化问题及异常增殖的角膜内皮细胞粘连关闭问题是手术失败的主要原因。因此，避免 ICE 继发性青光眼患者术后瘢痕化问题及内皮细胞爬行堵塞问题可能是提高患者术后成功率的关键。

我们团队临床观察发现 ICE 患者异常增殖的内皮细胞仅迁移爬行在虹膜前表面而不在虹膜后表面，因此我们认为术中通过保留高位虹膜粘连可能阻拦增殖的内皮细胞爬行至手术内滤过口；同时，穿透性 Schlemm 管成形术可应用于原发性闭角型青光眼患者的青光眼手术方式，在 ICE 继发闭角型青光眼患者中应该同样可以直接沟通眼内与 Schlemm 管，实现房水的生理性引流，避免术后滤过泡瘢痕化问题。因此，我们团队将穿透性 Schlemm 管成形术在常规手术操作基础上，根据 ICE 的特点进行调整，以高位粘连的区域为手术方位，术中完成周边虹膜切除的同时维护虹膜的高位前粘连状态（图 4-5-1、图 4-5-2），用来治疗 ICE 继发性青光眼患者并进行前瞻性病例系列研究。目前关于 ICE 继发性青光眼的手术队列已经完成超 100 例 ICE 继发性青光眼的手术治疗，并据目前了解是全球首个 ICE

的前瞻性病例系列研究。我们团队也通过该手术队列研究在 *American Journal of Ophthalmology* 上发表关于穿透性 Schlemm 管成形术治疗 ICE 继发性青光眼的手术有效性及安全性研究结果，具体内容如下。

该研究入组了 35 例（35 眼）拟行穿透性 Schlemm 管成形术的 ICE 继发性青光眼患者。在 35 眼中，最终 29 眼顺利完成穿透性 Schlemm 管成形术并被纳入分析，其中 24 眼（82.8%）术后 1 年眼压 ≤ 21 mmHg（条件成功，图 4-5-3），22 眼（75.9%）术后 1 年眼压 ≤ 21 mmHg 且不需要降眼压药物（完全成功，图 4-5-3）。术后 1 年患者眼压水平由术前的（39.5 ± 11.8）mmHg 下降至（16.6 ± 5.3）mmHg（$P < 0.001$，图 4-5-3），降眼压药物数量由术前的（2.9 ± 1.0）种下降至（0.2 ± 0.6）种（$P < 0.001$，图 4-5-4）。在并发症方面，前房积血（37.9%）、低眼压（34.5%）及术后短暂性高眼压（17.9%）是穿透性 Schlemm 管成形术术后的主要并发症。

该研究结果显示穿透性 Schlemm 管成形术可以重建 ICE 患者眼内房水的引流途径，且具有较高的手术成功率与较少的术后并发症，是一种新的可应用于 ICE 继发性青光眼患者的青光眼手术方式。

表 4-5-1　ICE 患者年龄分布及性别比

年份（年）	作者	例数	年龄（$\bar{x}$，年龄跨度）	性别比（男 / 女）
1978	Shields 等	82	38.6（6 ～ 58）	1 : 2.2
1989	Wilson 等	37	41.5（19 ～ 62）	1 : 1.6
1992	Laganowski 等	66	45（19 ～ 65）	1 : 1.1
2000	Teekhasaenee 等	60	43.7（24 ～ 70）	1 : 2
2017	Bo Feng 等	58	44.6（25 ～ 69）	1 : 1.6
2017	Chandran 等	203	43［34，51］*	1 : 1.6
2019	王亚尼等	86	50.1（20 ～ 73）	1 : 1.2

注：* 此处年龄为中位数［四分位数间距］。

表 4-5-2　ICE 抗青光眼手术的条件成功率（%）

年份（年）	作者	手术方式	眼数（只）	条件成功率（%）				
				1	2	3	4	5
1988	Kidd 等	小梁切除术	37	64	49	39	31	27
2001	Doe 等	小梁切除术联合抗代谢药物	11	73	44	44	29	29
2016	Chandran 等	小梁切除术联合丝裂霉素	16	84.4	84.4	72.3	57.9	57.9
1999	Kim 等	引流阀植入术	10	100	88.9	88.9	74.1	74.1
2001	Doe 等	引流阀植入术	19	100	71.4	91.7	71.4	53.6
2020	Bayu 等	Ahmed 引流阀植入术	18	91.7	82.5	66	66	49.5

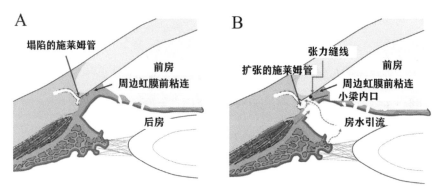

A. 术前患眼呈现广泛的周边虹膜前粘连状态及由于小梁网途径房水引流减少导致塌陷的 Schlemm 管管腔；B. 该手术方式在不影响周边虹膜前粘连的情况下直接沟通眼后房与 Schlemm 管管腔，张力缝线的置入以维持 Schlemm 管管腔的持续开放，部分小梁网组织的切除及周边虹膜切除可达到沟通后房与 Schlemm 管的作用。

图 4-5-1　穿透性 Schlemm 管成形术治疗 ICE 的设计原理

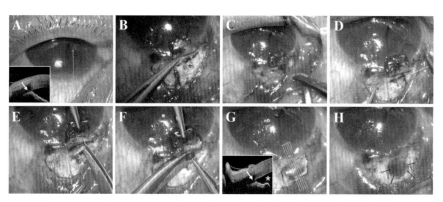

　　A. 选择广泛周边虹膜前粘连区域作为手术区域；B. 制作 4 mm×3 mm 大小的浅层巩膜瓣以切除 1.5 mm×2 mm 大小的深层巩膜瓣，同时 Schlemm 管外壁被打开（红色箭头）；C. 在眼用光纤导管辅助下完成 Schlemm 管的全周穿通；D. 通过光纤导管将 10-0 缝线引入 Schlemm 管管腔并张力结扎以持续扩张 Schlemm 管管腔；E. 剪除缝线结扎部位前房 1 mm×0.5 mm 大小的角巩膜缘组织；F. 在周边虹膜前粘连部位后方完成虹膜周切；G. 术中 OCT 图像显示剪除部分小梁网组织并完成周边虹膜切除术后周边虹膜前粘连（白色箭头）与前房；H. 紧密缝合浅层巩膜瓣。

图 4-5-2　穿透性 Schlemm 管成形术治疗 ICE（Cogan-Reese 综合征）患者的
手术步骤

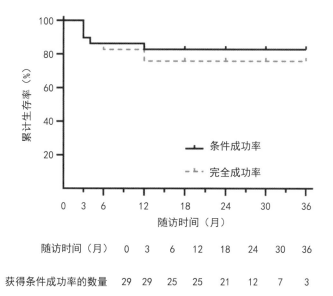

随访时间（月）	0	3	6	12	18	24	30	36
获得条件成功率的数量	29	29	25	25	21	12	7	3

图 4-5-3　穿透性 Schlemm 管成形术后条件成功率及完全成功率的
Kaplan-Meier 生存曲线

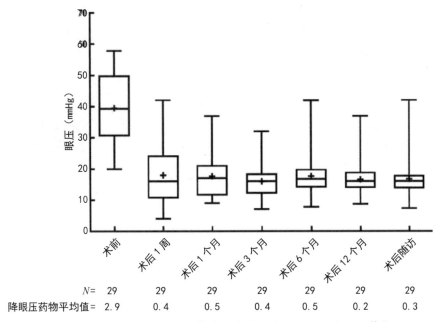

$N=$	29	29	29	29	29	29	29
降眼压药物平均值=	2.9	0.4	0.5	0.4	0.5	0.2	0.3

图 4-5-4　穿透性 Schlemm 管成形术术后患眼眼压、降眼压药物
数量变化的箱式示意图

第六节　穿透性 Schlemm 管成形术治疗青光眼睫状体炎综合征：1 年研究结果

　　青光眼睫状体炎综合征又称青光眼睫状体炎危象，简称青睫综合征，是一种轻度非肉芽肿性葡萄膜炎，同时伴有开角型青光眼，表现为反复发作的眼压升高。目前其发作机制尚不明确，可能与反复炎症发作引起小梁网水肿导致房水流出阻力增加、眼压升高有关。目前针对青睫综合征的治疗以控制炎症、降低发作期眼压及抗病毒治疗为主，若患者出现发作期眼压持续升高而抗炎及降眼压药物治疗无效或患者表现出渐进性视神经损害和视野损害时，可考虑进行抗青光眼手术治疗。针对青睫综合征的手术方式包括小梁切除术、小梁切开术、引流阀植入术等（表 4-6-1），但由于青睫综合征反复的前房炎症发作，外滤过手术后滤过泡瘢痕化问题仍尤为突出。穿透性 Schlemm 管成形术通过剪除角巩膜缘组织，避开青睫综合征患者反复发作引起的小梁网阻力部分，将房水引入 Schlemm 管管腔，同时作为内引流青光眼手术方式，术后不存在滤过泡瘢痕化问题，可能具有更良好的手术疗效。因此，我们就穿透性 Schlemm 管成形术治疗青睫综合征的手术有效性及安全性进行前瞻性探究，得到以下初步结果，并发表在 *Ocular immunology and inflammation* 上。

　　我们团队在 2017 年 1 月至 2021 年 1 月之间入组并进行了 13 例眼压失控的青睫综合征的手术队列随访研究。13 例青睫综合征患者均顺利进行了穿透性 Schlemm 管成形术，其平均青睫综合征病史为（108.6 ± 109.2）个月，平均术前眼压为（35.8 ± 9.5）mmHg，术前平均视野缺损为（-11.9 ± 10.2）dB，术前平均发作次数为（2.6 ± 3.0）次，部分患者存在既往青光眼手术史，主要是小梁切除术（15.4%）与选择性激光成形术（15.4%）（表 4-6-2）。在 6 mmHg ≤ 眼压 ≤ 21 mmHg 定义下，术后 12 个月条件成功率为 84.6%，完全成功率为 61.5%，当眼压水平进一步下降至 18 mmHg、15 mmHg 时，条件成功率分别为 61.5% 和 38.5%（表 4-6-3）。术后青睫综合征患者发作比例在 69.2%（9/13），术后 1 年随访间平均发作次数为（1.7 ± 2.0）次，发作期平均眼压在（26.7 ± 8.3）mmHg，发作患眼中仅 2 眼（2/9，22.2%）发作期眼压超过 30 mmHg。并发症方面，术后短暂性高眼压仍是主要的术后并发症（61.5%），其次是前房积血（38.5%），未见严重并发症出现（表 4-6-4）。

该研究结果作为目前首个关于青睫综合征行抗青光眼手术治疗的前瞻性研究，①提示穿透性 Schlemm 管成形术在治疗青睫综合征患者中具有较好的初步手术疗效，且未见需要干预的术后并发症出现；②提示行穿透性 Schlemm 管成形术可能会降低青睫综合征患者发作期峰值眼压及术后炎症发作的频率。但由于病例数较少，依然有待进一步观察其远期及大样本的结果。

表 4-6-1 青睫综合征抗青光眼手术报道的研究结果

手术方式	眼数	研究设计	随访时间（月）	术前眼压（mmHg）	最终眼压（mmHg）
小梁切除术/小梁切开术	14	回顾性	未报道	31.6 ± 11.4	10.0 ± 4.1
6 眼滤过手术/15 眼引流阀植入术	21	回顾性	24 个月	未报道	13.9 ± 3.7/14.4 ± 3.4
小梁消融术	7	回顾性	12 个月	40 ± 10	13 ± 1
小梁切除联合 MMC 或 5- 氟尿嘧啶	9	回顾性	37 个月（15 ~ 50 个月）	50.2 ± 10.2	6 ~ 15
8 眼小梁切除联合 MMC/6 眼非穿透性小梁手术联合 SK-GEL 或 T-Flux 联合 MMC/2 眼重复手术	16	回顾性	10 ~ 60 个月	38.85 ± 11.15	15.78 ± 8.65
XEN 微导管植入术	8	回顾性	4 ~ 12 个月	11 ~ 44	10 ~ 18

注：MMC，丝裂霉素 C。

表 4-6-2　青睫综合征患者基本人口学特征

基本信息	数值
年龄，岁（范围）	44.3 ± 12.3（20 ～ 65）
性别，男 / 女	9/4
右眼 / 左眼	8/5
病程，月（范围）	108.6 ± 109.2（2 ～ 360）
发作次数，次（范围）	2.6 ± 3.0（1 ～ 12）
术前眼压，mmHg（范围）	35.8 ± 9.5（20.2 ～ 53.7）
术前降眼压药物数量，种（范围）	2.9 ± 0.9（2 ～ 4）
最佳矫正视力，logMAR	0.19 ± 0.24
杯盘比	0.67 ± 0.21
平均缺损，分贝	−11.9 ± 10.2
模式偏差，分贝	6.7 ± 4.3
角膜内皮细胞密度，个 /mm^2	1978 ± 749.3
既往眼科手术史	
选择性激光小梁成形术	2（15.4%）
小梁切除术	2（15.4%）
白内障手术	1（7.7%）

表 4-6-3　穿透性 Schlemm 管成形术术后各随访点手术成功率

	完全成功率（%）	条件成功率（%）
6 mmHg ≤ 眼压 ≤ 21 mmHg		
术后 1 个月	38.5（5/13）	69.2（9/13）
术后 3 个月	46.2（6/13）	76.9（10/13）
术后 6 个月	61.5（8/13）	84.6（11/13）
术后 12 个月	61.5（8/13）	84.6（11/13）
6 mmHg ≤ 眼压 ≤ 18 mmHg		
术后 1 个月	30.8（4/13）	38.5（5/13）
术后 3 个月	38.5（5/13）	61.5（8/13）
术后 6 个月	61.5（8/13）	76.9（10/13）
术后 12 个月	53.8（7/13）	61.5（8/13）
6 mmHg ≤ 眼压 ≤ 15 mmHg		
术后 1 个月	15.4（2/13）	23.1（3/13）
术后 3 个月	23.1（3/13）	38.5（5/13）
术后 6 个月	46.2（6/13）	61.5（8/13）
术后 12 个月	38.5（5/13）	38.5（5/13）

表 4-6-4　穿透性 Schlemm 管成形术术后并发症

并发症	例数（%）
短暂性高眼压	8（61.5）
前房积血	5（38.5）
低眼压	2（15.4）
睫状体脱离	1（7.7）
浅前房	2（15.4）

参考文献

[1] AZUARA-BLANCO A, BURR J, RAMSAY C, et al. Effectiveness of early lens extraction for the treatment of primary angle-closure glaucoma（EAGLE）：a randomised controlled trial［J］. Lancet, 2016, 388（10052）：1389-1397.

[2] CAIRNS JE. Trabeculectomy. Preliminary report of a new method［J］. American Journal of Ophthalmology, 1968, 66（4）：673-6799.

[3] ARIMURA S, TAKIHARA Y, MIYAKE S, et al. Randomized clinical trial for early postoperative complications of Ex-PRESS implantation versus trabeculectomy：complications postoperatively of Ex-PRESS versus trabeculectomy study（CPETS）［J］. Scientific Reports, 2016, 6：26080.

[4] JAMPEL H D, MUSCH D C, GILLESPIE B W, et al. Perioperative complications of trabeculectomy in the collaborative initial glaucoma treatment study（CIGTS）［J］. American Journal of Ophthalmology, 2005, 140（1）：16-22.

[5] EDMUNDS B, THOMPSON J R, SALMON J F, et al. The national survey of trabeculectomy. Ⅲ. early and late complications［J］. Eye（London, England）, 2002, 16（3）：297-303.

[6] MATLACH J, DHILLON C, HAIN J, et al. Trabeculectomy versus canaloplasty（TVC study）in the treatment of patients with open-angle glaucoma：a prospective randomized clinical trial［J］. Acta Ophthalmologica, 2015, 93（8）：753-761.

[7] BRUSINI P. Canaloplasty in open-angle glaucoma surgery：a four-year follow-up［J］. The Scientific World Journal, 2014.

[8] 中华医学会眼科学分会青光眼学组, 中国医师协会眼科医师分会青光眼学组. 中国青光眼指南（2020 年））［J］. 中华眼科杂志, 2020, 56（8）：573-586.

[9] HUSAIN R, DO T, LAI J, et al. Efficacy of phacoemulsification alone vs phacoemulsification with goniosynechialysis in patients with primary angle-closure disease：a randomized clinical trial［J］. JAMA Ophthalmology, 2019, 137（10）：1107-1113.

[10] NIE L, FU L, CHAN Y K, et al. Combined phacoemulsification with goniosynechialysis under ophthalmic endoscope for primary angle-closure glaucoma after failed trabeculectomy［J］. Journal of Glaucoma 2020, 29（10）: 941-947.

[11] ZHANG S, HU C, CHENG H, et al. Efficacy of bleb-independent penetrating canaloplasty in primary angle-closure glaucoma: one-year results［J］. Acta Ophthalmologica, 2022, 100（1）: e213-e220.

[12] 程欢欢, 胡城, 孟京亚 等. 穿透性黏小管成形治疗原发性闭角型青光眼的初步疗效观察［J］·中华眼科杂志, 2019, 55（6）: 448-453.

[13] MERMOUD A, SALMON J F, BARRON A, et al. Surgical management of post-traumatic angle recession glaucoma［J］. Ophthalmology, 1993, 100（5）: 634-642.

[14] BLANTON F M. Anterior chamber angle recession and secondary glaucoma. A study of the aftereffects of traumatic hyphemas［J］. Archives of Ophthalmology, 1964, 72: 39-43.

[15] KAUFMAN J H, TOLPIN D W. Glaucoma after traumatic angle recession. A ten-year prospective study［J］. American Journal of Ophthalmology, 1974, 78（4）: 648-654.

[16] FILIPE J A, BARROS H, CASTRO-CORREIA J. Sports-related ocular injuries. A three-year follow-up study［J］. Ophthalmology, 1997, 104（2）: 313-318.

[17] TÖNJUM A M. Intraocular pressure and facility of outflow late after ocular contusion［J］. Acta Ophthalmol Ogica, 1968, 46（5）: 886-908.

[18] IWAMOTO T, WITMER R, LANDOLT E. Light and electron microscopy in absolute glaucoma with pigment dispersion phenomena and contusion angle deformity［J］. American Journal of Ophthalmology, 1971, 72（2）: 420-434.

[19] MANSOORI T, REDDY A A, BALAKRISHNA N. Identification and quantitative assessment of schlemm's canal in the eyes with 360° angle recession glaucoma［J］. Journal of Current Glaucoma Practice, 2020, 14（1）: 25-29.

[20] FREIBERG F J, MATLACH J, GREHN F, et al. Postoperative subconjunctival bevacizumab injection as an adjunct to 5-fluorouracil in the management of scarring after trabeculectomy［J］. Clinical Ophthalmology, 2013, 7: 1211-1217.

[21] MANNERS T, SALMON J F, BARRON A, et al. Trabeculectomy with mitomycin C in the treatment of post-traumatic angle recession glaucoma［J］. The British Journal of Ophthalmology, 2001, 85（2）: 159-163.

[22] CHENG H, YE W, ZHANG S, et al. Clinical outcomes of penetrating canaloplasty in patients with traumatic angle recession glaucoma: a prospective interventional case series［J］. The British Journal of Ophthalmology, 2022.

[23] SHEPPARD J D, COMSTOCK T L, CAVET M E. Impact of the Topical Ophthalmic Corticosteroid Loteprednol Etabonate on Intraocular Pressure［J］. Advances in Therapy, 2016, 33（4）: 532-552.

笔记

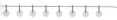
[24] ARMALY M F. Effect of corticosteroids on intraocular pressure and fluid dynamics. Ⅱ. The effect of dexamethasone in the glaucomatous eye [J]. Archives of Ophthalmology, 1963, 70: 492-499.

[25] YAMAMOTO Y, KOMATSU T, KOURA Y, et al. Intraocular pressure elevation after intravitreal or posterior sub-Tenon triamcinolone acetonide injection [J]. Canadian Journal of Ophthalmology Journal Canadien D'ophtalmologie, 2008, 43 (1): 42-47.

[26] CLARK A F, WILSON K, MCCARTNEY M D, et al. Glucocorticoid-induced formation of cross-linked actin networks in cultured human trabecular meshwork cells [J]. Investigative Ophthalmology & Visual Science, 1994, 35 (1): 281-294.

[27] CLARK A F, BROTCHIE D, READ A T, et al. Dexamethasone alters F-actin architecture and promotes cross-linked actin network formation in human trabecular meshwork tissue [J]. Cell Motility and The Cytoskeleton, 2005, 60 (2): 83-95.

[28] SIHOTA R, KONKAL V L, DADA T, et al. Prospective, long-term evaluation of steroid-induced glaucoma [J]. Eye (London, England), 2008, 22 (1): 26-30.

[29] HONJO M, TANIHARA H, INATANI M, et al. External trabeculotomy for the treatment of steroid-induced glaucoma [J]. Journal of Glaucoma, 2000, 9 (6): 483-485.

[30] BRUSINI P, TOSONI C, ZEPPIERI M. Canaloplasty in corticosteroid-induced glaucoma. preliminary results [J]. Journal of Clinical Medicine, 2018, 7 (2): 31.

[31] BOESE E A, SHAH M. Gonioscopy-assisted transluminal trabeculotomy (GATT) is an effective procedure for steroid-induced glaucoma [J]. Journal of Glaucoma, 2019, 28 (9): 803-807.

[32] ELHOFI A, HELALY H A. Outcome of primary nonpenetrating deep sclerectomy in patients with steroid-induced glaucoma [J]. Journal of Ophthalmology, 2018: 9215650.

[33] NGAI P, KIM G, CHAK G, et al. Outcome of primary trabeculotomy ab interno (Trabectome) surgery in patients with steroid-induced glaucoma [J]. Medicine, 2016, 95 (50): e5383.

[34] ROBERTI G, ODDONE F, AGNIFILI L, et al. Steroid-induced glaucoma: Epidemiology, pathophysiology, and clinical management [J]. Survey of Ophthalmology, 2020, 65 (4): 458-472.

[35] HU J J, LIN H S, ZHANG S D, et al. A new bleb-independent surgery namely penetrating canaloplasty for corticosteroid-induced glaucoma: a prospective case series [J]. International Journal of Ophthalmology, 2022, 15 (7): 1077-1081.

[36] APONTE E P, DIEHL N, MOHNEYB G. Incidence and clinical characteristics of childhood glaucoma: a population-based study [J]. Archives of Ophthalmology,

2010，128（4）：478–482.

[37]　KARACONJI T, ZAGORA S, GRIGG J R. Approach to childhood glaucoma：a review［J］. Clinical & Experimental Ophthalmology，2022，50（2）：232–246.

[38]　DUREAU P. Congenital glaucoma and trabeculodysgenesis. Clinical and genetic aspects［J］. Journal Francais D'ophtalmologie，2006，29（2）：198–215.

[39]　KO F, PAPADOPOULOS M, KHAW P T. Primary congenital glaucoma［J］. Progress in Brain Research，2015，221：177–189.

[40]　ANDERSON D R. Trabeculotomy compared to goniotomy for glaucoma in children［J］. Ophthalmology，1983，90（7）：805–806.

[41]　SHAKRAWAL J, BALI S, SIDHU T, et al. Randomized trial on illuminated-microcatheter circumferential trabeculotomy versus conventional trabeculotomy in congenital glaucoma［J］. American Journal of Ophthalmology，2017，180：158–164.

[42]　KRIEGLSTEIN G K. Congenital glaucoma--diagnosis and management［J］. Transactions of The Ophthalmological Societies of the United Kingdom，1986，105（Pt 5）：549–554.

[43]　SHI Y, WANG H, OATTS J T, et al. A prospective study of intraocular pressure spike and failure after gonioscopy-assisted transluminal trabeculotomy in juvenile open-angle glaucoma：A prospective study of GATT in JOAG［J］. American Journal of Ophthalmology，2022，236：79–88.

[44]　TEMKAR S, GUPTA S, SIHOTA R, et al. Illuminated microcatheter circumferential trabeculotomy versus combined trabeculotomy-trabeculectomy for primary congenital glaucoma：a randomized controlled trial［J］. American Journal of Ophthalmology，2015，159（3）：490–7.e2.

[45]　SHI Y, WANG H, YIN J, et al. Microcatheter-assisted trabeculotomy versus rigid probe trabeculotomy in childhood glaucoma［J］. The British Journal of Ophthalmology，2016，100（9）：1257–1262.

[46]　LING L, JI K, LI P, et al. Microcatheter-assisted circumferential trabeculotomy versus conventional trabeculotomy for the treatment of childhood glaucoma：a Meta-analysis［J］. BioMed Research International，2020，3716859.

[47]　AREAUX R G, GRAJEWSKI A L, BALASUBRAMANIAM S, et al. Trabeculotomy ab interno with the trab360 device for childhood glaucomas［J］. American Journal of Ophthalmology，2020，209：178–186.

[48]　MATSUO M, INOMATA Y, KOZUKI N, et al. Characterization of peripheral anterior synechiae formation after microhook ab-interno trabeculotomy using a 360-degree gonio-camera［J］. Clinical Ophthalmology，2021，15：1629–1638.

[49]　LE R, XIE Y, CHENG H, et al. Outcomes of penetrating canaloplasty in childhood glaucoma［J］. Journal of Glaucoma，2023，32（1）34–39.

[50]　LIN M M, MORGAN W H, KOLOMEYER N N, et al. XEN gel stent to treat ICE

syndrome：4 cases［J］. Journal of Glaucoma，2020，29（4）：e26.

[51]　CHANDRAN P, RAO H L, MANDAL A K, et al. Glaucoma associated with iridocorneal endothelial syndrome in 203 Indian subjects［J］. Public Library of Science One，2017，12（3）：e0171884.

[52]　IMAMOGLU S, SEVIM M S, YıLDıZ H E, et al. Surgical outcomes of patients with iridocorneal endothelial syndrome：a case series［J］. International Ophthalmology，2017，37（3）：607–613.

[53]　ZHANG S, HU C, CHENG H, et al. Efficacy of bleb–independent penetrating canaloplasty in primary angle–closure glaucoma：one–year results［J］. Acta Ophthalmol Ogica，2021，100（1）：e213–e220.

[54]　DENG Y, ZHANG S, YE W, et al. Achieving inner aqueous drain in glaucoma secondary to iridocorneal endothelial syndrome：one year results of penetrating canaloplasty［J］. American Journal of Ophthalmology，2022，243：83–90.

[55]　叶雯青，邓宇轩，梁远波. 虹膜角膜内皮综合征发病机制及治疗［J］. 国际眼科纵览，2022，46（3）：199–206.

[56]　林川琦，江俊宏，张绍丹，等. 青光眼睫状体炎综合征［J］. 国际眼科纵览，2020，44（2）：73–81.

[57]　MURATA K, ISHIDA K, OZAWA K, et al. The characteristics of Posner–Schlossman syndrome：a comparison in the surgical outcome between cytomegalovirus–positive and cytomegalovirus–negative patients［J］. Medicine，2019，98（48）：e18123.

[58]　JIANG J H, ZHANG S D, DAI M L, et al. Posner–Schlossman syndrome in Wenzhou, China：a retrospective review study［J］. The British Journal of Ophthalmology，2017，101（12）：1638–1642.

[59]　KIM J H, LEE J Y, CHOI J A. Long–term prognosis for glaucoma in patients with Posner–Schlossman syndrome［J］. Graefe's Archive for Clinical and Experimental Ophthalmology，2021，259（12）：3757–3767.

[60]　ARTINI W, BANI A P. The effectiveness of trabeculectomy with mitomycin C and releasable suture in posner–schlossman syndrome with secondary glaucoma：a case series［J］. Nigerian Journal of Clinical Practice，2019，22（1）：138–143.

[61]　CAMPANA F, CARAMELLO G, DALLORTO L, et al. Long–term efficacy of deep sclerectomy in Posner–Schlossman syndrome［J］. BMJ Case Reports，2015.

[62]　YE W, FU L, LI J, et al. Surgical outcomes of penetrating canaloplasty in patients with uncontrolled Posner–Schlossman syndrome：a prospective study［J］. Ocular Immunology and Inflammation，2023，1–7.

第五章
穿透性 Schlemm 管成形术在青光眼患者中的临床应用

自 2015 年开展穿透性 Schlemm 管成形术手术队列研究以来，我们团队从原发性青光眼到各种难治性青光眼均进行了临床实践及应用，在多种青光眼患者中表现出良好的手术疗效，本章将向读者分享穿透性 Schlemm 管成形术在多种青光眼患者中的临床应用病例。

第一节　原发性闭角型青光眼

原发性闭角型青光眼是由原发性房角关闭所导致的急性或慢性眼压升高，造成进行性视神经损伤和视野损害的一组疾病。根据房角关闭机制的不同，PACG 可分为单纯性瞳孔阻滞型、虹膜高褶型、睫状体前位型、晶状体位置异常型及脉络膜膨胀型。在我国，近半数 PACG 患者存在多种发病机制共存的现象。

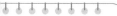

流行病学研究表明全球 40～80 岁人群的青光眼患病率约为 3.5%，其中 PACG 的全球患病率约为 0.5%，且在亚洲 PACG 的患病率在所有青光眼类型中居于首位。据估计，2010 年约有 450 万 POAG 患者和 390 万 PACG 患者出现双侧失明，至 2020 年可分别增加到 590 万和 530 万。且与 POAG 患者的致盲率相比，基于人群的研究表明，PACG 患者患严重双侧视力损害的风险平均增加了 3 倍，表明 PACG 的预后较差。

对于行周边虹膜激光成形术、周边虹膜切除术和（或）联合降眼压药物治疗仍无法控制眼压时，对于合并白内障的患者，建议首选白内障摘除联合人工晶状体植入手术联合房角镜下房角分离术。对于无白内障适应证且上述联合降眼压药物治疗效果不佳，且经评估房角分离术不能有效降低眼压的患者，建议采取复合式小梁切除术。小梁切除术在闭角型青光眼中具有良好早、中期手术疗效，但远期手术疗效会因滤过泡瘢痕化问题逐年下降，5 年成功率仅 50% 左右。根据手术原理，穿透性 Schlemm 管成形术直接沟通前房与 Schlemm 管，不受异常房角形态制约，术后不依赖滤过泡，既往报道穿透性 Schlemm 管成形术应用于原发性闭角型青光眼患者中取得了良好初步疗效，术后 1 年完全成功率为 78.9%。本小节将向大家介绍穿透性 Schlemm 管成形术在原发性闭角型青光眼患者中应用的典型病例。

病例 1

【基本信息】

患者，女性，63 岁。主诉：左眼胀痛半年余。

患者半年余前无明显诱因下开始出现左眼胀痛，伴偶有溢泪，无头晕、头痛，无恶心、呕吐，无畏光、流泪、眼部分泌物增多，无视物遮幕感等症状，曾就诊于当地医院，诊断为"双眼原发性慢性闭角型青光眼"，给予降眼压药物治疗（左眼贝美前列素滴眼液和双眼盐酸卡替洛尔滴眼液滴眼），患者左眼眼压仍 >21 mmHg，建议手术治疗。现患者为求进一步治疗，来我院就诊，拟"双眼慢性闭角型青光眼"收住入院。

既往史：高血压病史 8 年，目前用药不详，血压控制尚可；糖尿病病史 8 年，目前未用降血糖药物控制血糖，自述血糖控制尚可；2018 年 8 月于我院行"双眼激光周边虹膜切除术"治疗。

【眼科检查】

VAsc：右眼 0.9，左眼 0.9；VAcc：右眼 +2.25/−1.25×90=0.9，左眼 +2.50/−1.00×85 = 0.9。眼压：右眼 15.0 mmHg，左眼 21.8 mmHg。右眼眼球结膜无充血，角膜透明，房水清，中央前房约 2CT，周边前房约 1/3CT，虹膜纹理清晰，颞上方激光周切口畅，瞳孔圆，直径约 3.0 mm，对光反射存，晶状体轻度混浊，玻璃体絮状混浊。眼底：右眼视乳头色红界清，C/D=0.7（图 5-1-1），上方及下方盘沿窄，余窥不清。左眼眼球结膜无充血，角膜透明，房水清，中央前房约 2 CT，周边前房约 1/3 CT，虹膜纹理清晰，颞上方激光周切口畅，瞳孔圆，直径约 3.0 mm，对光反射存，晶状体轻度混浊，玻璃体絮状混浊。眼底：左眼视乳头色红界清，C/D=0.8（图 5-1-1），余窥不清。

【辅助检查】

房角镜：右眼静态下全周窄Ⅳ，动态下 5-6 点位开放，6-7 点散在锥状前粘连。左眼静态下下方窄Ⅳ，颞侧窄Ⅲ，上方窄Ⅳ，鼻侧窄Ⅲ，动态下 4、5、7、8 点位散在锥状前粘连。

IOL-Master：右眼眼轴 22.47 mm，左眼眼轴 22.42 mm。

角膜内皮镜：右眼 2408.2 个 /mm²，左眼 2322.0 个 /mm²。

黄斑 OCT：右眼黄斑区神经纤维层内见囊腔（图 5-1-2），左眼黄斑区视网膜各层形态基本可。

视乳头 OCT：右眼视网膜神经纤维层（retinal nerve fiber layer，RNFL）值在正常范围内，左眼 RNFL 值降低。

视野（图 5-1-3）：右眼：MD −2.06 dB，VFI 97%（可靠性差）；

穿透性 Schlemm 管成形术与典型病例

中国医学临床百家

左眼：MD –12.19 dB，VFI 74%。

UBM（图 5-1-4）：双眼浅前房，双眼房角形态异常。

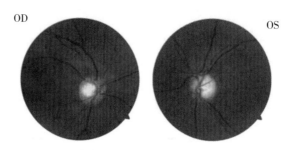

图 5-1-1　双眼眼底照相

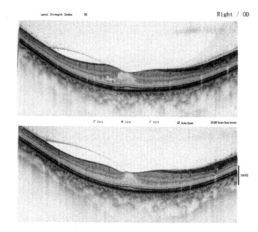

图 5-1-2　右眼黄斑 OCT

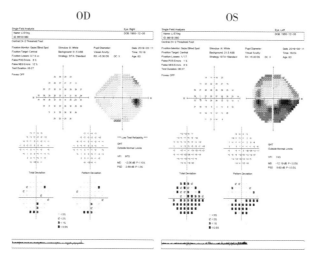

图 5-1-3　双眼视野

60

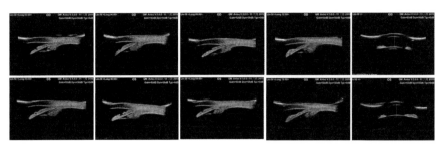

图 5-1-4　双眼 UBM 图像

【诊断】

双眼原发性慢性闭角型青光眼、双眼年龄相关性白内障、双眼激光周边虹膜切除术后、右眼玻璃体黄斑牵拉综合征、高血压、2 型糖尿病。

【诊疗经过】

患者入院后于局部麻醉下行左眼穿透性 Schlemm 管成形术，术中通过光纤导管进行 360° Schlemm 管的扩张，同时切除前部小梁及部分角巩膜缘组织，并切除部分周边虹膜，紧密缝合巩膜瓣及结膜瓣。术后 1 天术眼眼压为 18.8 mmHg，未使用降眼压药物，未见术后并发症。

【随访】

术后患者进行 1 周、1 个月、3 个月、6 个月及此后每半年定期复查，目前随访至术后 3 年半，患者术眼滤过泡扁平（图 5-1-5），左眼眼压维持在 10 mmHg，未使用任何降眼压药物（图 5-1-6）。

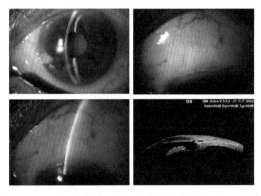

图 5-1-5　左眼末次随访眼前段照相及 UBM 图像

笔记

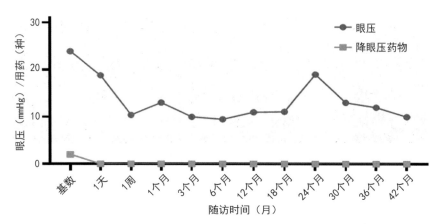

图 5-1-6　左眼基线及术后各随访点眼压、降眼压药物数量变化

病例 2

【基本信息】

患者，男性，57 岁。主诉：双眼视物模糊伴眼胀 2 年。

患者 2 年前无明显诱因下出现双眼视物模糊，渐进性加重，伴双眼眼胀痛，不剧，偶伴眼红，无偏侧头痛，无恶心、呕吐，无畏光、流泪、眼部分泌物增多，无视物遮幕感等症状。患者当时未予以重视，未曾诊治。4 个月前患者自觉视物模糊加重，遂至当地医院就诊，诊断为"双眼青光眼"，行"双眼激光周边虹膜切除术"，治疗后患者自觉上述症状无明显好转。现患者为求进一步治疗，来我院就诊，拟"双眼原发性慢性闭角型青光眼"收住入院。

【眼科检查】

VAsc：右眼 0.5，左眼 0.3；VAcc：右眼 +0.75=0.4，左眼 +1.75/–0.50×105=0.5。眼压：右眼 35.7 mmHg，左眼 23.1 mmHg。右眼结膜轻度充血，角膜透明，中央前房 3CT，周边 < 1/4CT（图 5-1-7），房水清，虹膜纹理清，6 点位激光孔引流畅，瞳孔圆，瞳孔领外翻，直径约 3 mm，对光反射迟钝，晶状体轻度混浊，玻璃体絮状混浊，小瞳下隐约见视乳头界清，色苍白，C/D=0.8（图 5-1-8），黄斑中心凹反光未见，后极部视网膜平伏。左眼结膜无充血，角膜透明，

中央前房 3CT，周边＜1/4CT（图 5-1-7），房水清，虹膜纹理清晰，6 点位激光孔引流畅，瞳孔圆，瞳孔领外翻，直径约 3 mm，对光反射迟钝，晶状体轻度混浊，玻璃体絮状混浊，小瞳下隐约见视乳头界清，色苍白，C/D=0.9（图 5-1-8），黄斑中心凹反光未见，后极部视网膜平伏。

【辅助检查】

房角镜：右眼：静态：12-3-6 点位 N Ⅳ，6-10 位 N Ⅲ，10-12 点位 N Ⅱ；动态：12-5 点位，余开放。左眼：静态：6-9-12 点位 N Ⅳ，余 N Ⅱ；动态：8-12 点位关闭，余开放。

IOL-Master：右眼眼轴 23.47 mm，左眼眼轴 23.53 mm。

角膜内皮镜：右眼 2671 个 /mm²，角膜厚度 567 μm；左眼 2722 个 /mm²，角膜厚度 533 μm。

黄斑 OCT：双眼黄斑区视网膜神经上皮层厚度偏薄。

视乳头 OCT：双眼视乳头周围 RNFL 值降低。

视野（图 5-1-9）：右眼：MD-29.84 dB，VFI 7%；左眼：MD-23.09 dB，VFI 36%。

UBM（图 5-1-10）：双眼前房浅，右眼中央轴深 1.70 mm，左眼中央轴深 1.73 mm，双眼下方 6 点位周边虹膜连续性中断（激光周边虹膜切除术），右眼上方、下方、鼻侧及左眼上方、鼻侧根部虹膜附着于巩膜突上，房角关闭，余象限虹膜根部位于睫状体前部，房角狭窄；睫状体密度增高，左眼上方睫状突内探及类圆形无回声区，余睫状体及玻璃体基底部未见明显异常。

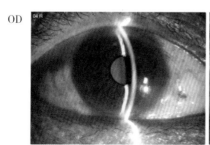
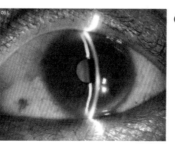

图 5-1-7　双眼眼前段照相

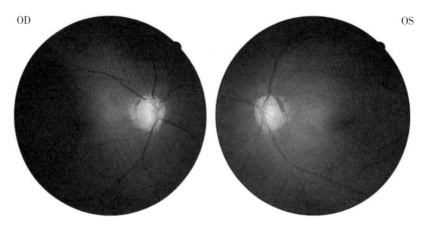

图 5-1-8　双眼眼底照相

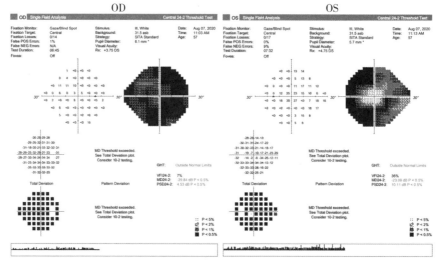

图 5-1-9　双眼视野

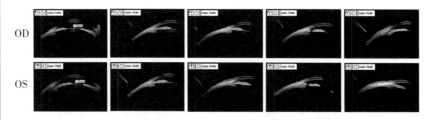

图 5-1-10　双眼 UBM 图像

【诊断】

双眼原发性慢性闭角型青光眼、双眼激光周边虹膜切除术后。

【诊疗经过】

患者入院后于局部麻醉下行左眼穿透性 Schlemm 管成形术，术中通过光纤导管进行 360° Schlemm 管的扩张，同时切除前部小梁及部分角巩膜缘组织，并切除部分周边虹膜，紧密缝合巩膜瓣及结膜瓣。术后 1 天术眼眼压为 19.7 mmHg，未使用降眼压药物，未见术后并发症。

【随访】

出院后患者进行术后 1 周、1 个月、3 个月、6 个月及此后每半年定期随访复查，目前随访至术后两年半，左眼眼压维持在 15 mmHg 以下，未使用任何降眼压药物（图 5-1-11），眼前段照相及手术区域 UBM 图像见图 5-1-12。

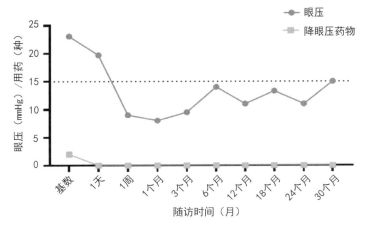

图 5-1-11　左眼基线及术后随访点眼压、降眼压药物数量变化

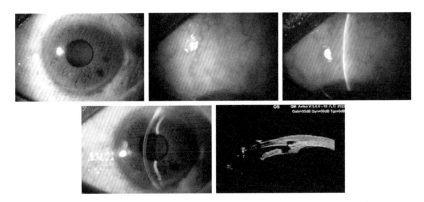

图 5-1-12　左眼末次随访眼前段照相及手术区域 UBM 图像

【小结】

闭角型青光眼一直是内引流青光眼手术的禁忌证，穿透性 Schlemm 管成形术则打破了该手术禁忌，初步疗效报告也在《中华眼科杂志》及 *Acta Ophthalmol Ogica* 上发表，并且我们团队小样本与小梁切除术的随机对照研究结果也显示小梁切除术与穿透性 Schlemm 管成形术在 2 年的条件成功率无明显差异（暂未发表）。本节向读者展示穿透性 Schlemm 管成形术治疗 PACG 患者的应用病例，可见穿透性 Schlemm 管成形术在治疗 PACG 中可能具有良好的中、远期手术疗效。

参考文献

[1] 中华医学会眼科学分会青光眼学组. 中国原发性闭角型青光眼诊治方案专家共识（2019 年）［J］. 中华眼科杂志，2019，55（5）：325-328.

[2] WANG N, WU H, FAN Z. Primary angle closure glaucoma in Chinese and Western populations［J］. Chinese Medicine Journal, 2002, 115（11）：1706-1715.

[3] THAM Y C, LI X, WONG T Y, et al. Global prevalence of glaucoma and projections of glaucoma burden through 2040：a systematic review and meta-analysis［J］. Ophthalmology, 2014, 121（11）：2081-2090.

[4] QUIGLEY HA, BROMAN AT. The number of people with glaucoma worldwide in 2010 and 2020［J］. British Journal of Ophthalmology, 2006, 90（3）：262-267.

[5] AHMADI M, NADERI BENI Z, NADERI BENI A, et al. Efficacy of neodymium-doped yttrium aluminum garnet laser iridotomies in primary angle-closure diseases：superior peripheral iridotomy versus inferior peripheral iridotomy［J］. Current Medicine Research and Opinion, 2017, 33（4）：687-692.

[6] AZUARA-BLANCO A, BURR J, RAMSAY C, et al. Effectiveness of early lens extraction for the treatment of primary angle-closure glaucoma（EAGLE）：a randomised controlled trial［J］. Lancet, 2016, 388（10052）：1389-1397.

[7] 中华医学会眼科学分会青光眼学组. 我国复合式小梁切除术操作专家共识（2017 年）［J］. 中华眼科杂志，2017，53（4）：249-251.

[8] KLINK T, SAUER J, KÖRBER NJ, et al. Quality of life following glaucoma surgery：canaloplasty versus trabeculectomy［J］. Clinical Ophthalmology, 2014, 9：7-16.

[9] ZHANG S, HU C, CHENG H, et al. Efficacy of bleb-independent penetrating canaloplasty in primary angle-closure glaucoma：one-year results［J］. Acta Ophthalmol Ogica, 2022, 100（1）：e213-e220.

第二节　原发性开角型青光眼

　　青光眼是全球首位不可逆性致盲性眼病，临床上根据房角状态等将其分为不同的临床亚型，包括开角型青光眼与闭角型青光眼，其中最常见的亚型是原发性开角型青光眼。据统计，全球 40 ～ 80 岁人群中的青光眼患病率约为 3.5%，其中原发性开角型青光眼的全球患病率约为 3.1%，是原发性闭角型青光眼的 6 倍。

　　导致原发性开角型青光眼发展和进展的主要风险因素是病理性眼压升高，其主要是房水流出阻力的增加引起。目前认为房水引流的小梁网途径上位于小梁网附近的邻管组织及 Schlemm 管内壁是生理性房水引流的阻力部分，因此通过去除、打破或绕开小梁网及 Schlemm 管内壁的手术方式可以显著增加生理性房水外流从而降低眼内压力。基于此，以 Schlemm 管为基础的内引流青光眼手术发展迅速，并广泛应用于开角型青光眼，如房角镜辅助下的 360° 小梁切开术、微导管辅助下的外路小梁切开术、黏小管扩张成形术等。

　　穿透性 Schlemm 管成形术作为一种内引流青光眼手术，保留了传统黏小管扩张成形术非滤过泡依赖的优势，同时可直接沟通前房与 Schlemm 管管腔，避开了原发性开角型青光眼患者小梁网异常导致的房水流出阻力增高的部位，故理论上应具有更好的手术疗效。本节则将向读者们介绍穿透性 Schlemm 管成形术在 POAG 患者中应用的典型病例。

病例 1

【基本信息】

　　患者，男性，34 岁。主诉：发现双眼眼压升高伴偶有眼胀痛 10 年余。

67

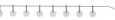

患者 10 年前无明显诱因下发现双眼眼压升高（双眼眼压 30 mmHg 左右），伴偶有双眼胀痛，无双眼眼红、眼痛、视物模糊，无头痛，无恶心、呕吐，无畏光、流泪、眼部分泌物增多，无视物遮幕感等症状，未予以重视，未治疗。其间症状持续存在，未见好转，7 年前于外地医院就诊，诊断为"双眼青光眼"，给予降眼压药物治疗（噻吗洛尔、曲伏前列素滴眼液），患者诉双眼胀痛症状好转，但双眼眼压无明显下降，视力进一步下降。现患者为求进一步治疗，来我院就诊，拟"双眼开角型青光眼"收住入院。

【眼科检查】

VAsc：右眼 0.05，左眼 0.05；VAcc：右眼 –4.00/–0.75×95=1.0，左眼 –4.50/–0.75×63=1.0。眼压：右眼 23.8 mmHg，左眼 22.6 mmHg。右眼结膜无充血，无水肿，角膜透明，前房深清，虹膜纹理清，瞳孔纹理清晰，直径约 3 mm，对光反射存，晶状体透明，玻璃体絮状混浊，小瞳下隐约见视乳头界清，色苍白，C/D=0.8，黄斑中心凹反光未见，后极部视网膜平伏（图 5-2-1）。左眼结膜无充血，无水肿，角膜透明，前房深清，虹膜纹理清，直径约 3 mm，对光反射存，晶状体透明，玻璃体絮状混浊，小瞳下隐约见视乳头界清，色苍白，C/D=0.9，黄斑中心凹反光未见，后极部视网膜平伏（图 5-2-1）。

【辅助检查】

房角镜：静态下双眼全周房角宽，动态下双眼全周房角开。

角膜内皮镜：右眼 3049.2 个 /mm²，左眼 2620.3 个 /mm²。

IOL-Master：右眼眼轴 25.12 mm，左眼眼轴 25.49 mm。

黄斑 OCT：双眼黄斑区形态基本可。

视乳头 OCT（图 5-2-2）：双眼视乳头周围 RNFL 厚度下降。

视野（图 5-2-3）：右眼：MD –7.39 dB，VFI 79%；左眼：MD –28.64 dB，VFI 13%。

UBM（图 5-2-4）：双眼前房深，全周房角开放。

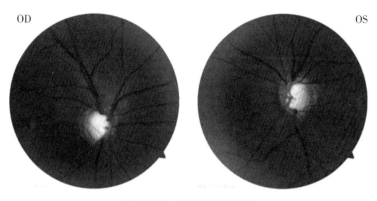

图 5-2-1 双眼眼底照相

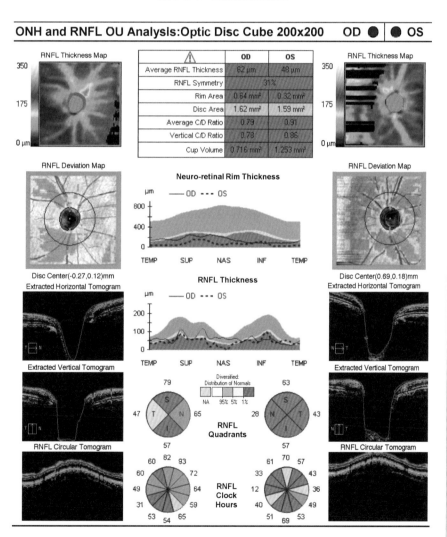

图 5-2-2 双眼视乳头 OCT

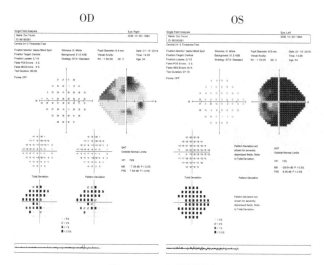

图 5-2-3　双眼视野

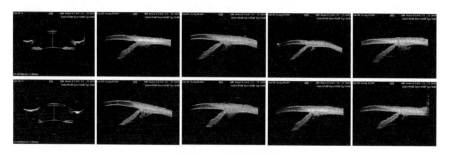

图 5-2-4　双眼 UBM

【诊断】

双眼原发性开角型青光眼。

【诊疗经过】

患者入院后于全身麻醉下行右眼穿透性 Schlemm 管成形术，术中通过光纤导管进行 360° Schlemm 管的扩张，同时切除前部小梁及部分角巩膜缘组织，并切除部分周边虹膜，紧密缝合巩膜瓣及结膜瓣。术后 1 天术眼眼压为 9.6 mmHg，未使用降眼压药物，未见术后并发症。

【随访】

术后患者进行 1 周、1 个月、3 个月、6 个月及此后每半年定期复查，其间在右眼术后 6 个月行左眼穿透性 Schlemm 管成形术，术后左眼在早期随访期间出现短暂性高眼压，后恢复正常。目前右眼随访至术后 4 年，左眼随访至术后 3 年半，双眼眼压控制良好，右眼压维持在 14 mmHg，左眼压维持在 12 mmHg（图 5-2-5），且均未使用任何降眼压药物，双眼滤过泡扁平（图 5-2-6）。

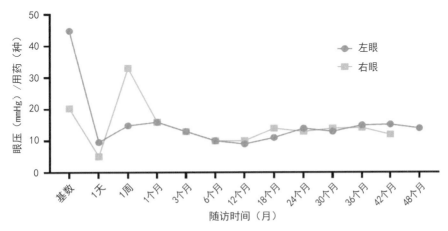

图 5-2-5   术后患者眼压、降眼压药物数量变化

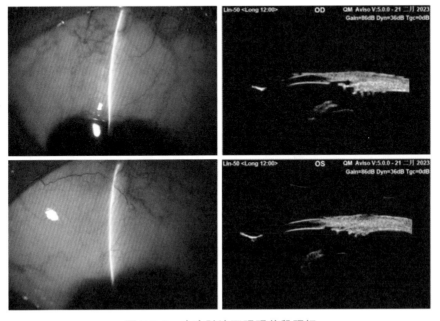

图 5-2-6   末次随访双眼眼前段照相

病例 2

【基本信息】

患者，男性，25 岁。主诉：双眼视物模糊 1 年余。

患者 1 年余前无明显诱因下出现双眼视物模糊，视远模糊为著，无眼痛眼胀，无虹视，无视物遮幕感，无头痛，无恶心、呕吐，无畏光、流泪、眼部分泌物增多等症状。曾就诊于当地医院，诊断为"双眼高度近视"，予以配镜矫正，症状仍未见明显好转，遂至我院门诊就诊，测眼压发现双眼眼压高（右眼 54.4 mmHg；左眼 41.6 mmHg），诊断为"双眼原发性开角型青光眼"，予以双眼选择性激光小梁成形术及局部药物治疗（酒石酸溴莫尼定滴眼液、布林佐胺滴眼液和曲伏前列素滴眼液滴眼）。现患者为求进一步手术治疗，来我院就诊，拟"双眼原发性开角型青光眼"收住入院。

【眼科检查】

VAsc：右眼 0.02，左眼 0.02；VAcc：右眼 −6.50/−0.75 × 5=0.1，左眼 −6.50/−0.75 × 5=0.3。眼压：右眼 22.3 mmHg，左眼 23.2 mmHg。右眼结膜无充血，角膜透明，虹膜纹理清，前房深清，晶状体透明，玻璃体轻度混浊，眼底视乳头界清，色白，C/D=0.9（图 5-2-7），颞侧可见萎缩弧，黄斑中心凹反光未见，视网膜平伏。左眼结膜无充血，角膜透明，虹膜纹理清，前房深清，晶状体透明，玻璃体轻度混浊，眼底视乳头界清，色白，C/D=0.9（图 5-2-7），颞侧可见萎缩弧，黄斑中心凹反光未见，视网膜平伏。

【辅助检查】

房角镜：双眼全周房角宽开，色素 Ⅰ～Ⅱ 级。

IOL-Master：右眼眼轴 25.87 mm，左眼眼轴 25.78 mm。

视乳头 OCT：双眼 RNFL 厚度降低。

双眼视野（图 5-2-8）：右眼：MD−22.21 dB，VFI 32%（可靠性差）；左眼：MD−13.87 dB，VFI 64%。

双眼 UBM(图 5-2-9)：双眼前房深，右眼 3.05 mm，左眼 3.15 mm，
3、6、9、12 点位房角开放。

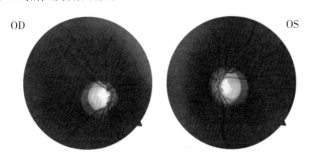

图 5-2-7　双眼眼底照相

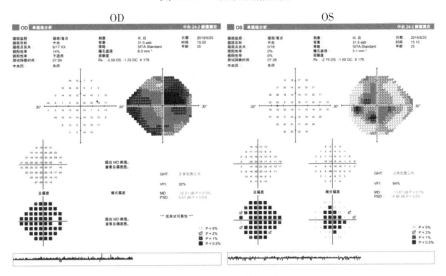

图 5-2-8　双眼视野

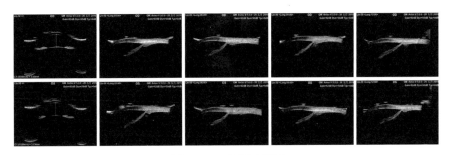

图 5-2-9　双眼 UBM

【诊断】

双眼原发性开角型青光眼、双眼高度近视。

【诊疗经过】

患者入院后先后于全身麻醉下行右眼穿透性 Schlemm 管成形术及左眼穿透性 Schlemm 管成形术，术中 360° Schlemm 管穿通顺利。右眼术后 1 天眼压 7.6 mmHg，前房积血 2 mm。术后 2 周前房积血自行吸收。患者左眼术后 1 天眼压为 13.4 mmHg，未使用降眼压药物，未见术后并发症。

【随访】

术后患者进行 1 周、1 个月、3 个月、6 个月及此后每半年定期复查，右眼术后 2 周眼压升高 27.4 mmHg，加用 2 种降眼压药物，术后 1 个月右眼眼压恢复正常（17 mmHg），其间患者已自行停药；左眼术后未见眼压升高。目前双眼随访至术后 3 年半，患者双眼滤过泡扁平（图 5-2-10），右眼压维持在 10 mmHg，左眼压维持在 11 mmHg，未使用任何降眼压药物（图 5-2-11）。

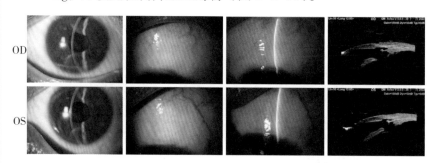

图 5-2-10　双眼末次随访眼前段照相及 UBM 图像

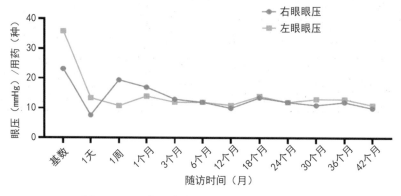

图 5-2-11　术后末次随访双眼眼压数量变化

【小结】

内引流手术在 POAG 中已得到广泛应用，穿透性 Schlemm 管成形术在多种开角型青光眼中的疗效已得到报道，在 POAG 中也较为良好，在关于 POAG 的随机对照研究中显示穿透性 Schlemm 管成形术治疗 POAG 2 年条件成功率可达 92.3%。此外，其在合并高度近视的 POAG 中也具有良好手术有效性及安全性，条件成功率可达 92%（35/38），术后仅 1 眼（1/38）出现睫状体脱离及脉络膜脱离，后均恢复，未见到严重并发症。本节向读者展示了穿透性 Schlemm 管成形术治疗 POAG 及 POAG 合并高度近视患者的应用病例，可见穿透性 Schlemm 管成形术在治疗 POAG 中也极具潜力，具有良好的早、中期手术疗效。

参考文献

[1] THAM Y C, LI X, WONG T Y, et al. Global prevalence of glaucoma and projections of glaucoma burden through 2040：a systematic review and meta-analysis［J］. Ophthalmology, 2014, 121（11）：2081-2090.

[2] WANG Y, ZHANG W, XIN C, et al. Gonioscopy-assisted transluminal trabeculotomy for open-angle glaucoma with failed incisional glaucoma surgery：two-year results［J］. BMC Ophthalmology, 2023, 23（1）：89.

[3] XIN C, WANG N, WANG H. Intraocular pressure fluctuation in primary open-angle glaucoma with canaloplasty and microcatheter assisted trabeculotomy. Journal of Clinical Medicine, 2022, 11（24）：7279.

[4] KICIŃSKA AK, DANIELEWSKA ME, RĘKAS M. Safety and efficacy of three variants of canaloplasty with phacoemulsification to treat open-angle glaucoma and cataract：12-month follow-up. Journal of Clinical Med, 2022, 11（21）：6501.

[5] CHENG H, YE W, ZHANG S, et al. Clinical outcomes of penetrating canaloplasty in patients with traumatic angle recession glaucoma：a prospective interventional case series［J］. British Journal of Ophthalmology, 2023, 107（8）：1092-1097.

[6] 李金鑫，叶雯青，赵免，等. 穿透性 Schlemm 管成形术治疗合并高度近视的开角型青光眼的疗效. 中华眼视光学与视觉科学杂志，2023，25（9）：653-658.

第三节　先天性青光眼

先天性青光眼（primary congenital glaucoma，PCG）是一类单纯因房角发育异常（可合并轻度虹膜异常）而导致房水外流受阻、眼压升高的青光眼。此类患者主要临床特征为眼压＞21 mmHg、视杯扩大、角膜改变（Haab 纹、角膜水肿、大角膜）、进展性近视或合并眼球增大、与青光眼视神经损害对应的视野缺损等。PCG 在人群中发病率为 0.05‰～10%，亚洲人平均发病年龄在出生后 3～4 个月，西方国家为出生后 11 个月。一经确诊首选手术治疗，通过解除房角结构异常导致的房水外流阻力异常增加，实现眼内压的下降。

20 世纪 40 年代 Barkan 首创的房角切开术极大改善了先天性青光眼的预后，但受角膜透明度限制，其禁忌证主要为青光眼晚期、角膜混浊或瘢痕、角膜直径 ≥ 15 mm 或发病年龄更大的儿童。后随着青光眼手术技术的发展，房角镜辅助下的内路 360° 小梁切开术、微导管辅助下的外路 360° 小梁切开术等逐渐开始在 PCG 患者中获得良好手术效果，但术后患儿通常需要使用较长时间的毛果芸香碱来避免术后房角粘连，可能给患儿带来眼部不适，也可能产生近视漂移。

穿透性 Schlemm 管成形术术中绕开 PCG 患者小梁网途径近端的异常部位，将房水直接由前房引入 Schlemm 管断端，从而达到降低眼内压的目的，且术后不需要使用毛果芸香碱。我们团队将该术式应用于 PCG 的治疗中也取得了理想的降眼压效果，顺利接受穿透性 Schlemm 管成形术治疗后眼压由术前（33.11 ± 10.89）mmHg 降至（13.46 ± 4.71）mmHg，术后 12 个月完全成功率为 81.1%。本节将分享其中 2 个典型病例。

病例 1

【基本信息】

患儿，男性，5 岁。主诉：左眼畏光流泪 4 年。

患儿 4 年前无明显诱因下出现左眼畏光流泪，伴视物模糊，无视物遮幕感，无头痛，无恶心、呕吐，无眼部分泌物增多等症状，曾就诊于当地医院，诊断为"左眼青光眼"，给予降眼压药物治疗（具体不详），视力无提高。现患儿为求进一步治疗，来我院就诊，发现左眼眼压仍高（32.9 mmHg），建议手术治疗，遂门诊拟"左眼先天性青光眼"收住入院。

【眼科检查】

VASc：右眼 0.2，左眼 FC/30 cm；VAcc：右眼 –2.00=0.2，左眼 –9.50=FC/30 cm，矫正无提高。眼压：右眼 17.9 mmHg，左眼 32.4 mmHg。右眼下睑内翻倒睫，结膜无充血，角膜透明，横径约 10 mm，前房清深，虹膜纹理清晰，瞳孔圆，直径约 3mm，对光反射存，晶状体透明，玻璃体透明，小瞳下隐约见眼底视乳头界清，色红，C/D=0.3，黄斑中心凹反光未见，后极部视网膜平伏（图 5-3-1）。左眼下睑内翻倒睫，结膜轻度充血，角膜轻度水肿，横径约 13 mm，前房清深，虹膜纹理清晰，瞳孔圆，直径约 3 mm，对光反射存，晶状体透明，玻璃体透明，小瞳下隐约见眼底视乳头界清，色淡，C/D 约 0.7，豹纹状眼底，黄斑中心凹反光未见，后极部视网膜平伏（图 5-3-1）。

【辅助检查】

IOL-Master：右眼眼轴 25.01 mm，左眼眼轴 30.70 mm。

角膜内皮镜：右眼 2187.7 个 / mm^2，左眼 1730.3 个 / mm^2；角膜厚度：右眼 508 μm，左眼 527 μm。

双眼黄斑 OCT：双眼黄斑区网膜结构尚可。

视乳头 OCT（图 5-3-2）：右眼 RNFL 可疑降低，左眼 RNFL 降低。

视网膜视力：右眼 0.50，左眼 0.12。

双眼 B 超（图 5-3-3）：左眼后巩膜葡萄肿。

UBM：双眼 3、6、9、12 点位房角开放。

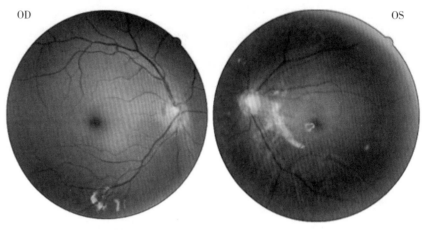

图 5-3-1　双眼眼底照相

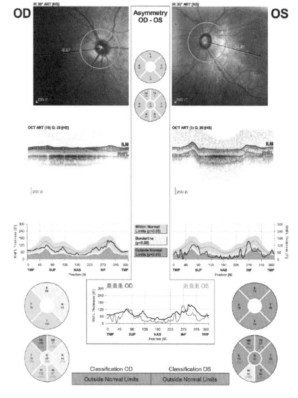

图 5-3-2　双眼视乳头 OCT

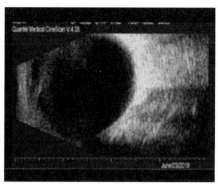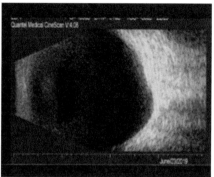

图 5-3-3　双眼 B 超

【诊断】

左眼先天性青光眼、左眼病理性近视、双眼眼睑内翻伴倒睫。

【诊疗经过】

患儿入院后在全身麻醉下行左眼穿透性 Schlemm 管成形术，术中 360° 穿通 Schlemm 管并留置缝线，手术顺利。术后 1 天眼压为 4.7 mmHg，术后 1 周恢复至 8.0 mmHg，未见严重术后并发症。

【随访】

出院后患儿进行术后 1 周、1 个月、3 个月、6 个月及此后每半年定期随访复查，目前随访至术后 3 年半（图 5-3-4），随访期间眼压均稳定于正常范围且未使用任何降眼压药物。2 年前随访期间发现右眼出现眼压升高，遂也接受穿透性 Schlemm 管成形术治疗，手术顺利，术后末次眼压维持在 8.5 mmHg。末次随访时双眼眼轴长度：右眼 25.78 mm，左眼 29.90 mm；双眼矫正视力右眼 0.7，左眼 0.1，均较术前明显提升。

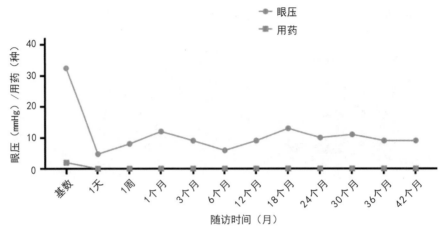

图 5-3-4　左眼基线及术后眼压、降眼压药物数量变化

病例 2

【基本信息】

患儿，男性，13 岁。主诉：发现双眼眼压升高 4 年。

患儿 4 年前发现双眼眼压升高，无眼红、眼痛、头痛，无视物模糊，无恶心、呕吐，无畏光、流泪，无视物遮幕感等症状，来我院门诊就诊，诊断为"双眼先天性青光眼"，予以布林佐胺滴眼液、盐酸卡替洛尔滴眼液、曲伏前列素滴眼液降眼压治疗，治疗后眼压下降，建议尽早手术治疗，患儿及家属拒绝。4 年来患者定期门诊复查，药物治疗下眼压控制可，双眼视野仍进展。现患儿及家属为求手术治疗来我院门诊就诊，门诊拟"双眼先天性青光眼"收住入院。

既往史：2016 年 2 月 4 日于我院行"右眼外直肌调整缝线后退并内直肌缩短术"；有"花粉、螨虫"过敏史。

【眼科检查】

VAsc：右眼 0.1，左眼 0.12；VAcc：右眼 –4.50/–1.75 × 155=1.0，左眼 –2.75/–2.75 × 5=1.0。眼压：右眼 22.6 mmHg，左眼 19.9 mmHg。右眼结膜无充血，角膜透明，前房深清，虹膜纹理清，瞳孔圆，直

笔记

径约 3 mm，对光反射存，晶状体透明（图 5-3-5），玻璃体透明，小瞳下隐约见视乳头界清，色淡红，视乳头上、下方盘沿较窄，C/D=0.9，黄斑中心凹反光存，余未见明显异常（图 5-3-6）。左眼结膜无充血，角膜透明，前房深清，房水清，虹膜纹理清晰，瞳孔圆，直径约 3 mm，对光反射存，晶状体透明（图 5-3-5），玻璃体絮状混浊，小瞳下隐约见眼底视乳头界清，色红，C/D 约 0.9，黄斑中心凹反光未见，后极部视网膜平伏（图 5-3-6）。

【辅助检查】

房角镜：右眼：静态下观察全周房角宽，动态下观察全周房角开放。左眼：静态下观察全周房角宽，动态下观察全周房角开放。

IOL-Master：右眼眼轴 26.75 mm，左眼眼轴 25.98 mm。

角膜内皮镜：右眼 3052.8 个 /mm^2，左眼 3063.3 个 /mm^2。

视网膜视力：右眼 0.5^{+1}，左眼 0.5^{+2}。

黄斑 OCT：双眼黄斑区网膜结构尚可。

视野：右眼：MD-9.51 dB，VFI 83%；左眼：MD-15.16 dB，VFI69%。

双眼 UBM（图 5-3-7）：双眼 3、6、9、12 点位房角开放。

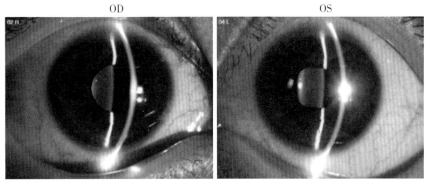

图 5-3-5　双眼眼前段照相

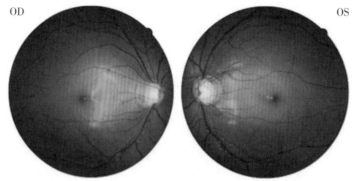

图 5-3-6　双眼眼底照相

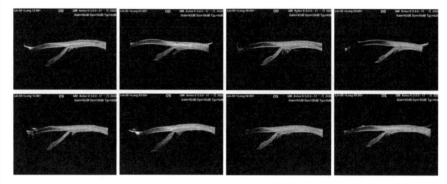

图 5-3-7　双眼 UBM 检查

【诊断】

双眼先天性青光眼、双眼间歇性外斜视（右眼矫正术后）、双眼屈光不正。

【诊疗经过】

患儿入院后于全身麻醉下行双眼穿透性 Schlemm 管成形术，术中双眼 Schlemm 顺利完成 360°穿通，术后 1 天右眼眼压为 6.5 mmHg、左眼眼压为 6.4 mmHg，未见其他术后并发症。

【随访】

出院后患儿进行术后 1 周、1 个月、3 个月、6 个月及此后每半年定期随访复查，术后 1 周期间出现双眼眼压升高，右眼 46.6 mmHg，左眼 29.9 mmHg，术后 1 周复查眼压恢复正常，予以逐步减少降眼压药物数量，术后 1 个月完全停药，双眼眼压正常。目前随访至术后 3 年（图 5-3-8），随访期间患儿眼压基本维持在 8 ～ 10 mmHg，其间未使用任何降眼压药物。

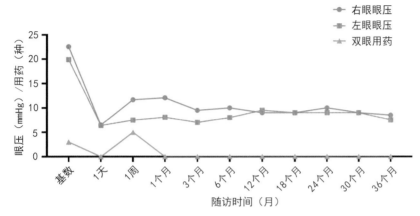

图 5-3-8 双眼基线及术后眼压、降眼压药物数量变化

【小结】

本节中 2 例 PCG 患儿均先后接受了穿透性 Schlemm 管成形术治疗，术后随访至今双眼情况良好，视力发育未受到严重影响。并且我们团队关于穿透性 Schlemm 管成形术治疗儿童青光眼初步疗效结果的报告也已在 *Journal of Glaucoma* 中发表，显示该手术方式在儿童青光眼治疗中具有良好手术效果。以往的房角切开术后常需频繁使用缩瞳药物滴眼，患儿常诉有头痛、眼痛等症状，也可能出现近视漂移情况，而穿透性 Schlemm 管成形术后无须使用该类药物，患儿及家长体验感良好，未来可能成为治疗 PCG 的首选手术方式之一。

参考文献

[1] 中华医学会眼科学分会青光眼学组，中国医师协会眼科医师分会青光眼学组．中国青光眼指南（2020 年）[J]．中华眼科杂志，2020，56（8）：573-586.

[2] BADAWI A H，AL-MUHAYLIB A A，AL OWAIFEER A M，et al．Primary congenital glaucoma：an updated review [J]．Saudi Journal of Ophthalmology，2019，33（4）：382-388.

[3] ALANAZI F F，SONG J C，MOUSA A，et al．Primary and secondary congenital

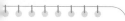

glaucoma: baseline features from a registry at King Khaled Eye Specialist Hospital, Riyadh, Saudi Arabia［J］. American Journal of Ophthalmology, 2013, 155（5）: 882-889.

[4] FUNG D S, ROENSCH M A, KOONER K S, et al. Epidemiology and characteristics of childhood glaucoma: results from the Dallas Glaucoma Registry［J］. Clinical Ophthalmology, 2013, 7: 1739-1746.

[5] BARKAN O. Technic of goniotomy for congenital glaucoma［J］. Archives of Ophthalmology, 1949, 41（1）: 65-82.

[6] SARKISIAN S R. An illuminated microcatheter for 360-degree trabeculotomy［corrected］in congenital glaucoma: a retrospective case series［J］. Journal of Aapos, 2010, 14（5）: 412-416.

[7] GROVER D S, SMITH O, FELLMAN R L, et al. Gonioscopy assisted transluminal trabeculotomy: an ab interno circumferential trabeculotomy for the treatment of primary congenital glaucoma and juvenile open angle glaucoma［J］. British Journal of Ophthalmology, 2015, 99（8）: 1092-1096.

[8] LE R, XIE Y, CHENG H, et al. Outcomes of penetrating canaloplasty in childhood glaucoma［J］. Journal of Glaucoma, 2023, 32（1）34-39

笔记

第四节　青少年型青光眼

青少年型青光眼（juvenile-onset primary open-angle glaucoma，JOAG）是原发性开角型青光眼中的一种亚型，也属于原发性儿童青光眼的一类。流行病学研究显示人群中 JOAG 的发病率在 0.7% ～ 3.3%，且 JOAG 在男性中更多见，发病年龄多在 40 岁以前，但由于其发病早期症状不明显，确诊时年龄常较为多样。JOAG 患者与 POAG 相似，房角结构基本正常，不伴有其他先天性异常或综合征，无眼球扩大的体征，由于其视野进展迅速，药物治疗效果不佳，既往研究显示 40% ～ 70% 的 JOAG 患者均需要通过青光眼手术来进一步控制眼压。

近年来，随着微创青光眼手术的发展，在以房角手术为首选的基础上，微导管辅助下的外路 360° 小梁切开术及房角镜辅助下的内路 360° 小梁切开术等手术方式逐渐成为主流手段，且具有较高的手术成功率。与治疗先天性青光眼的房角手术方式一样，术后患者需要使用毛果芸香碱来避免术后房角切开部位的粘连，且术后患者可出现较高比例的前房积血，比例可达到 79% ～ 100%。穿透性 Schlemm 管成形术作为一种内引流手术，在术中可绕开小梁网阻力部分，实现房水生理性引流，初步的研究结果也证实其在 JOAG 患者中具有良好的手术疗效，故本节将展示穿透性 Schlemm 管成形术在 JOAG 患者中应用的 2 例典型病例。

病例 1

【基本信息】

患者，女性，17 岁。主诉：左眼眼红、眼痛伴视物模糊 1 年余。

患者 1 年余前无明显诱因下出现左眼眼红、眼痛伴视物模糊，有左侧偏头痛，恶心、呕吐，无畏光、流泪、眼部分泌物增多，无视

 笔记

物遮幕感等症状，曾就诊于当地医院，发现左眼眼压高（52 mmHg），予以降眼压药物治疗（拉坦前列素滴眼液等，具体不详），患者自诉左眼眼红、眼痛症状好转，但视力无明显提高。其间药物治疗下眼压控制不佳，遂 5 个月前患者于我院门诊就诊，行"左眼选择性激光小梁成形术"，激光治疗后眼压明显下降，辅助降眼压药物治疗（溴莫尼定滴眼液、布林佐胺滴眼液和卡替洛尔滴眼液滴眼）。1 个月前患者左眼眼压再次失控（50.5 mmHg），于我院门诊就诊，建议手术治疗，遂门诊拟"左眼青少年型青光眼"收住入院。

【眼科检查】

VAsc：右眼 0.1，左眼 0.04；VAcc：右眼 −3.00=1.0，左眼 −2.75/−1.00 × 90=0.3。眼压：右眼 23.2 mmHg，左眼 53.3 mmHg。右眼结膜无充血，角膜透明，前房中深，虹膜纹理清晰，瞳孔圆，直径约 3 mm，对光反射存，晶状体透明（图 5-4-1），玻璃体透明，小瞳下隐约见眼底视乳头界清，色红，C/D 约 0.5，视网膜平伏，黄斑中心凹反光未见（图 5-4-2）。左眼结膜无充血，角膜透明，前房中深，虹膜纹理清晰，瞳孔圆，直径约 3 mm，对光反射存，晶状体透明（图 5-4-1），玻璃体絮状混浊，小瞳下隐约见眼底视乳头界清，色红，C/D 约 0.8，视网膜平伏，黄斑中心凹反光未见（图 5-4-2）。

OD   OS

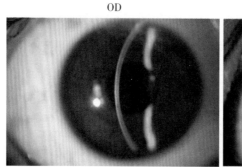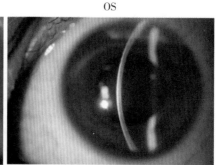

图 5-4-1　双眼眼前段照相

OD   OS

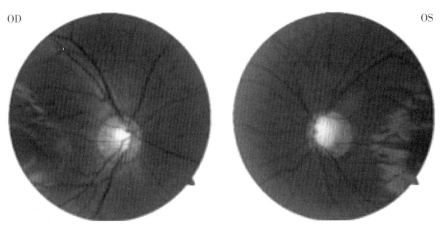

图 5-4-2　术前双眼眼底照相

【辅助检查】

房角镜：双眼静态下观察全周房角宽。

IOL-Master：右眼眼轴 24.85 mm，左眼眼轴 25.16 mm。

角膜内皮镜：右眼 2809 个 /mm²，左眼 2660 个 /mm²。

黄斑 OCT（图 5-4-3）：右眼黄斑区局部视网膜色素上皮层反射隆起，左眼无法成像。

视乳头 OCT（图 5-4-3）：左眼 RNFL 厚度变薄。

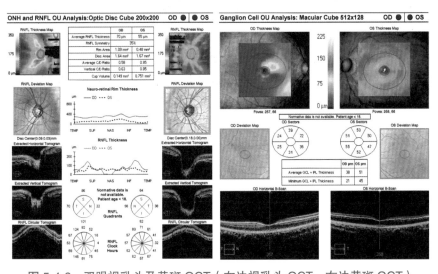

图 5-4-3　双眼视乳头及黄斑 OCT（左边视乳头 OCT，右边黄斑 OCT）

B 超：双眼玻璃体轻度混浊。

视野（图 5-4-4）：右眼：MD 0.22 dB，VFI 99%；左眼：MD
-25.14 dB，VFI 29%。

UBM（图 5-4-5）：双眼 3、6、9、12 点位房角开放。

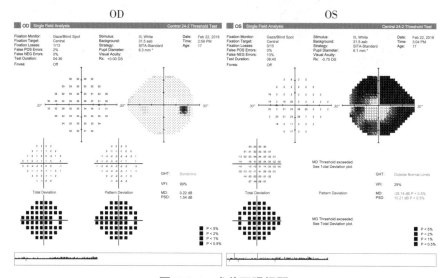

图 5-4-4　术前双眼视野

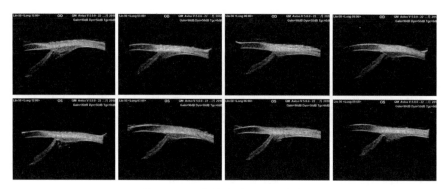

图 5-4-5　术前术眼 UBM 检查

【诊断】

左眼青少年型青光眼（选择性激光小梁成形术术后）、双眼屈光
不正。

【诊疗经过】

患者入院后完善相关检查，排除手术禁忌证后，在全身麻醉下

行左眼穿透性 Schlemm 管成形术，术中 360° 穿通 Schlemm 管并留置缝线，手术顺利。术后 1 天眼压为 6.3 mmHg，未见并发症出现。

【随访】

出院后患者于术后 1 周、1 个月、3 个月、6 个月及此后每半年 1 次定期至我院复查，目前随访至术后 5 年，术后早期至今患者眼压均稳定于正常范围，未使用任何降眼压药物（图 5-4-6）。

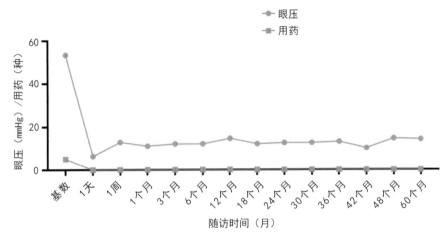

图 5-4-6　术眼基线及术后眼压、降眼压药物数量变化

病例 2

【基本信息】

患者，女性，26 岁。主诉：发现双眼眼压高半年。

患者半年前因眼线液溅入左眼至当地医院就诊，无视物模糊，无眼红、眼痛，无视物变形，无恶心、呕吐等症状，查眼压发现双眼眼压高（＞40 mmHg），未处理。至我院门诊，门诊诊断为"双眼青少年型青光眼"，予以酒石酸溴莫尼定、曲伏前列素、布林佐胺等滴眼液降眼压治疗，半年来右眼眼压波动于 30～40 mmHg，左眼眼压波动于 10～28 mmHg。现患者为求进一步治疗，来我院就诊，门诊拟"双眼青少年型青光眼"收住入院。

【眼科检查】

Vasc：右眼 0.04，左眼 0.05。VAcc：右眼 −9.5/−0.50×35=1.2，左眼 −7.75/−0.75×145=1.2。眼压：右眼 39.0 mmHg，左眼 14.1 mmHg。双眼结膜无充血，角膜透明，前房深，房水清，虹膜纹理清晰，无震颤，瞳孔圆，直径约 3.0 mm，晶状体透明，玻璃体絮状混浊。眼底：右眼视乳头界清，色白，C/D 约 0.8，黄斑中心凹反光存，后极部视网膜平伏；左眼视乳头界清，色红，C/D=0.4，黄斑中心凹反光存，后极部视网膜平伏。

【辅助检查】

IOL-Master：右眼眼轴 27.40 mm，左眼眼轴 26.97 mm。

角膜内皮镜：右眼 2977.2 个 / mm^2，左眼 2580.7 个 / mm^2。

眼科 B 超：双眼玻璃体轻度混浊。

黄斑 OCT：双眼黄斑区视网膜平伏。

视乳头 OCT（图 5-4-7）：双眼视乳头周 RNFL 厚度降低。

视野（图 5-4-8）：右眼：MD −6.65 dB，VFI 89%；左眼：MD −3.49 dB，VFI 96%。

UBM：双眼 3、6、9、12 点位房角开放。

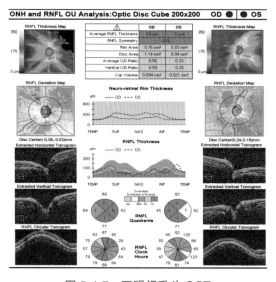

图 5-4-7　双眼视乳头 OCT

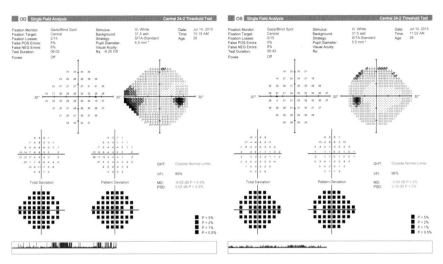

图 5-4-8　双眼视野

【诊断】

双眼青少年型青光眼、双眼高度近视。

【诊疗经过】

患者入院后在局部麻醉下行右眼穿透性 Schlemm 管成形术，术中 Schlemm 管 360° 全周顺利穿通，术后 1 天右眼眼压为 7.4 mmHg，未见并发症。

【随访】

出院后患者进行术后 1 周、1 个月、3 个月、6 个月及此后每年定期随访复查，目前右眼随访至术后 7 年（图 5-4-9），随访期间右眼眼压稳定，维持在 12 mmHg，且未使用任何降眼压药物；1 年余前患者左眼也接受穿透性 Schlemm 管成形术治疗，目前术后 1 年眼压控制良好，维持在 13.5 mmHg，也未使用降眼压药物。

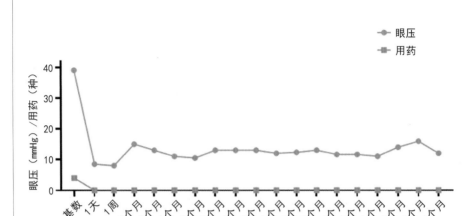

图 5-4-9　右眼术前及术后各随访点眼压、降眼压药物数量变化

【小结】

在本节中 2 例病例均存在较高的术前眼压，在接受穿透性 Schlemm 管成形术后眼压降幅明显且术后多年保持在 10 ～ 13 mmHg，摆脱了降眼压药物，且无须进行术后滤过泡维护，患者对术后生活质量的满意度较高。此外，我们团队也在 *Journal of Glaucoma* 上报道了穿透性 Schlemm 管成形术治疗 JOAG 患者的初步疗效，结果显示 17 例 JOAG 患眼接受穿透性 Schlemm 管成形术治疗后 1 年完全成功率达 93.3%，提示穿透性 Schlemm 管成形术在治疗 JOAG 方面具有良好的效果，有望成为 JOAG 患者理想的术式选择之一。

参考文献

[1] DAS J, BHOMAJ S, CHAUDHURI Z, et al. Profile of glaucoma in a major eye hospital in north India［J］. Indian Journal of Ophthalmology, 2001, 49（1）: 25-30.

[2] GOLDWYN R, WALTMAN S R, BECKER B. Primary open-angle glaucoma in adolescents and young adults［J］. Archives of Ophthalmology, 1970, 84（5）: 579-582.

[3] KARACONJI T, ZAGORA S, GRIGG J R. Approach to childhood glaucoma: a review［J］. Clinical & Experimental Ophthalmology, 2022, 50（2）: 232-246.

[4]   中华医学会眼科学分会青光眼学组，中国医师协会眼科医师分会青光眼学组.中国青光眼指南（2020 年）[J].中华眼科杂志，2020，56（8）：573-586.

[5]   TURALBA A V，CHEN T C. Clinical and genetic characteristics of primary juvenile-onset open-angle glaucoma（JOAG）[J].Seminars in Ophthalmology，2008，23（1）：19-25.

[6]   SELVAN H，GUPTA S，WIGGS J L，et al.Juvenile-onset open-angle glaucoma-a clinical and genetic update [J].Survey of Ophthalmology，2022，67（4）：1099-1117.

[7]   DAO J B，SARKISIAN S R，FREEDMAN S F. Illuminated microcatheter-facilitated 360-degree trabeculotomy for refractory aphakic and juvenile open-angle glaucoma [J].Journal of Glaucoma，2014，23（7）：449-454.

[8]   WANG Y，WANG H，HAN Y，et al. Outcomes of gonioscopy-assisted transluminal trabeculotomy in juvenile-onset primary open-angle glaucoma [J].Eye（London，England），2021，35（10）：2848-2854.

[9]   CELEA C，DRAGOSLOVEANU S，POP M，et al. Comparison of 360-degree circumferential trabeculotomy and conventional trabeculotomy in primary pediatric glaucoma surgery：part 1 [J].Journal of Pediatric Ophthalmology and Strabismus，2016，53（6）：357-364.

[10]   SHI Y，WANG H，OATTS J，et al. Ab interno vs ab externo microcatheter-assisted trabeculotomy for primary congenital glaucoma with clear cornea [J].Clinical & Experimental Ophthalmology，2020，48（9）：1201-1209.

[11]   LE R，XIE Y，CHENG H，et al. Outcomes of penetrating canaloplasty in childhood glaucoma [J].Journal of Glaucoma，2023，32（1）34-39.

第五节　激素性青光眼

激素性青光眼是一种由于局部或全身长期使用糖皮质激素引起的继发性开角型青光眼，其发病机制尚不明确，目前普遍认为是糖皮质激素可通过多种途径增加房水流出阻力，尤其是小梁网途径阻力增加。研究发现糖皮质激素可诱导小梁细胞改变，影响小梁细胞的迁移、吞噬、形态学及动力学，同时也可导致细胞外基质沉淀于小梁网及小梁网降解细胞外基质的能力下降。研究显示不同途径使用糖皮质激素均可以引起眼压升高，18%～36% 的受试者使用糖皮质激素后可出现眼压升高。由于其发生发展隐匿，患者可能由于原发病症状的掩盖或无明显自觉症状而耽误就诊时机，最终造成严重视功能损害，且研究显示其多见于青少年，这也对手术治疗提出了更高的要求。以小梁切除术为主的外引流手术易受到术后瘢痕化的影响，远期疗效不佳，近年来内引流手术的兴起带来了新的治疗方式。房角镜辅助下的小梁切开术、KDB 刀辅助下的房角切开术等开始应用于激素性青光眼患者，我们团队则应用穿透性 Schlemm 管成形术治疗激素性青光眼患者，探究其在此类患者中的疗效情况。以下分享 2 例穿透性 Schlemm 管成形术治疗激素性青光眼的典型病例。

病例 1

【基本信息】

患者，男性，24 岁。主诉：右眼抗青光眼术后眼压失控半年。

患者半年前无明显诱因下发现右眼眼压反复升高，伴间歇性眼痛，无恶心、呕吐、畏光等不适症状，患者自行予以降眼压药物治疗（布林佐胺、溴莫尼定、贝美前列素滴眼液等），诉眼压仍无法控制，遂至我院门诊就诊，建议手术治疗，门诊拟"右眼抗青光眼术

笔记

后眼压失控"收治入院。

既往史：患者既往确诊系统性红斑狼疮 8 年，目前口服"甲泼尼龙片"4 mg、qd，确诊狼疮性肾病 1 年。2012 年 11 月 17 日行"右眼 Ex-PRESS 管植入术"，2012 年 11 月 21 日行"左眼 Ex-PRESS 管植入术"，2014 年 5 月 19 日行"右眼白内障超声乳化吸除并人工晶状体植入术"，2014 年 5 月 22 日行"左眼白内障超声乳化吸除并人工晶状体植入并引流阀植入术"，2015 年 11 月 25 日行"右眼滤过泡分离并前房成形术"，2016 年 8 月 18 日行"左眼黏小管扩张成形术"。

【眼科检查】

VA：右眼 NLP；左眼 0.3glass。眼压：右眼 35.5 mmHg，左眼 20.0 mmHg。右眼结膜混合充血，角膜透明，前房深，房水清，Ex-PRESS 管位于 12 点位，未与角膜和虹膜接触，虹膜纹理清，瞳孔圆，直径约 4 mm，对光反射迟钝，人工晶状体在位，玻璃体透明，眼底见视乳头界清，色苍白，C/D=0.9，中心凹反光未见。左眼上方结膜充血，上方缝线在位，颞下方结膜下引流盘在位，角膜透明，前房深，房水清，上方 12 点位 Ex-PRESS 管位正，下方 5 点位引流管位正，未与角膜内皮和虹膜接触，房水清，虹膜纹理清，瞳孔圆，直径约 4 mm，对光反射存，人工晶状体在位，玻璃体透明，眼底见视乳头界清，色苍白，C/D=0.9，中心凹反光未见。

【辅助检查】

UBM：前房深度：右眼 4.07 mm，左眼 4.67 mm，双眼上方见强回声（Ex-PRESS 植入），左眼颞下见引流阀管。右眼虹膜、睫状体回声变薄，虹膜根部位于睫状体，左眼鼻侧周边虹膜部分与角膜粘连，余虹膜附着于睫状体，睫状体未见明显异常。

角膜内皮镜：右眼 2000.3 个 /mm²，左眼 2271.0 个 /mm²。

【诊断】

右眼抗青光眼术后眼压失控（激素性青光眼）、右眼无光感眼、双眼抗青光眼术后、双眼人工晶状体眼。

【诊疗经过】

患者入院后于局部麻醉下行右眼穿透性 Schlemm 管成形术，术中通过光纤导管进行 360° Schlemm 管的扩张，同时切除前部小梁及部分角巩膜缘组织，并切除部分周边虹膜，紧密缝合巩膜瓣及结膜瓣。术后 1 天前房见少量积血，术后 2 天眼压升高 28.7 mmHg，前房积血尚存，术后 3 天积血吸收，眼压恢复正常。

【随访】

出院后患者进行术后 1 周、1 个月、3 个月、6 个月及此后每半年定期随访复查。该患者是穿透性 Schlemm 管成形术治疗激素性青光眼的第一例患者，目前随访至术后 6 年（图 5-5-1），眼压保持正常，均未使用任何降眼压药物。

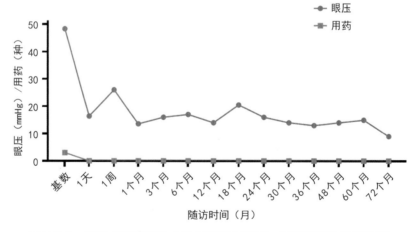

图 5-5-1　左眼术前基线及术后各随访点眼压、降眼压药物数量变化

病例 2

【基本信息】

患者，女性，50 岁。主诉：双眼视物模糊 2 月余，左眼为重。

患者 2 月余前出现双眼胀痛、视物模糊，伴眼痒，以左眼为重，无偏头痛，无恶心、呕吐，无畏光、流泪、眼部分泌物增多，无视物遮幕感等症状，于我院就诊，诊断为"双眼激素性青光眼"，给予降眼压药物治疗（布林佐胺滴眼液、他氟前列素滴眼液、盐酸卡替洛尔滴眼液等），患者自诉右眼胀痛、眼痒症状好转，左眼改善不明显，双眼视力无提高。现患者为求进一步治疗，来我院就诊，拟"双眼激素性青光眼"收住入院。

既往史：患者自诉 2021 年有长期不规律"妥布霉素地塞米松滴眼液"滴双眼史 1 年余。

【眼科检查】

VAsc：右眼 0.8，左眼 0.6；VAcc：右眼 –0.50 × 165=0.8，左眼 +0.50/–0.50 × 5=0.4。眼压：右眼 16.0 mmHg，左眼 15.6 mmHg。右眼结膜无充血，角膜透明，中央前房深，周边前房 1/2CT，房水清，瞳孔圆，直径约 3 mm（图 5-5-2），对光反射存，晶状体混浊，玻璃体絮状混浊，小瞳下隐约见眼底视乳头界清，色红，C/D 约 0.4，后极部视网膜平伏，黄斑中心凹反光未见（图 5-5-3）。左眼结膜无充血，角膜透明，中央前房深，周边前房 1/2CT，房水清，虹膜纹理清晰，瞳孔圆，直径约 5 mm（图 5-5-2），对光反射存，MG（+），晶状体混浊，玻璃体絮状混浊，小瞳下隐约见眼底视乳头界清，色苍白，C/D 约 0.8，后极部视网膜平伏，黄斑中心凹反光未见（图 5-5-3）。

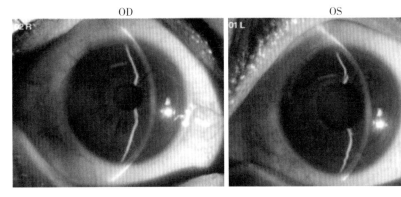

OD　　　　　　　　　　OS

图 5-5-2　双眼眼前段照相

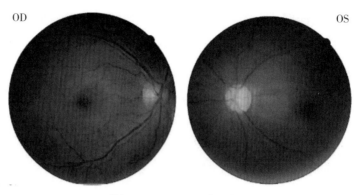

图 5-5-3　双眼眼底照相

【辅助检查】

房角镜：右眼静态下观察周边虹膜膨隆，全周房角 W，动态下观察全周房角开放；左眼静态下观察周边虹膜膨隆，全周房角 W，动态下观察全周房角开放，可见梳状韧带残留。

IOL-Master：右眼眼轴 22.47 mm，左眼眼轴 22.46 mm。

角膜内皮镜：右眼 2486 个 /mm^2，左眼 2493 个 /mm^2。

黄斑 OCT（图 5-5-4）：右眼黄斑区视网膜各层形态基本可，左眼黄斑区视网膜表面见僵直条带与之相贴。

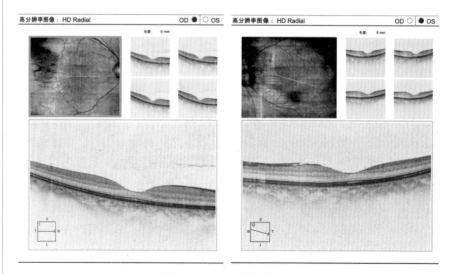

图 5-5-4　双眼黄斑 OCT

视乳头 OCT（图 5-5-5）：右眼 RNFL 基本正常反射，左眼
RNFL 降低。

视野（图 5-5-6）：右眼：MD-2.50 dB，VFI97%；左眼：MD
-29.94 dB，VFI15%。

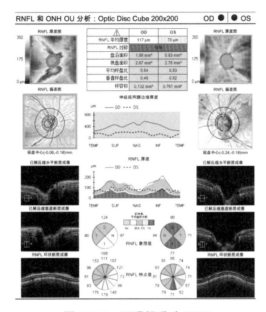

图 5-5-5　双眼视乳头 OCT

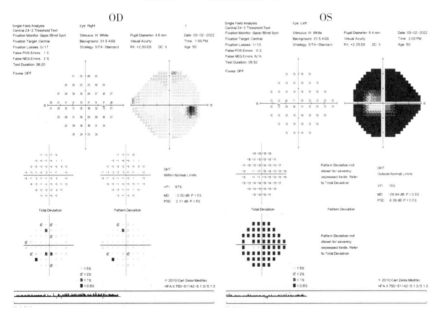

图 5-5-6　双眼视野

【诊断】

双眼激素性青光眼、双眼药物性白内障、左眼黄斑前膜。

【诊疗经过】

患者入院后于局部麻醉下行左眼穿透性 Schlemm 管成形术，术中均通过光纤导管进行 360° Schlemm 管的扩张，同时切除前部小梁及部分角巩膜缘组织，并切除部分周边虹膜，保持紧密缝合巩膜瓣及结膜瓣。术后 1 天左眼眼压为 16.1 mmHg，未见术后并发症出现。

【随访】

术后患者进行 1 周、1 个月、3 个月、6 个月及此后每半年定期复查，目前左眼完成术后半年随访，随访期间均未使用降眼压药物，眼压水平控制良好（图 5-5-7），且左眼术后半年眼前段照相显示滤过泡扁平（图 5-5-8）。

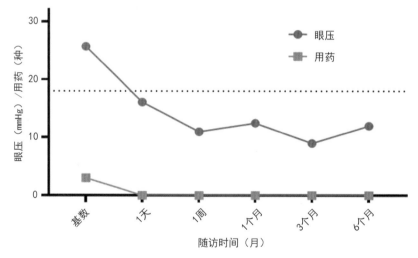

图 5-5-7　左眼术前及术后各随访点眼压、降眼压用药数量变化

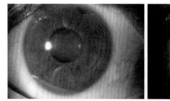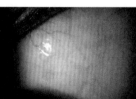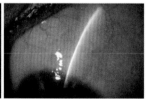

图 5-5-8　左眼术后半年眼前段照相

【小结】

以上 2 例激素性青光眼患者分别是由局部及全身使用激素药物导致，在经过穿透性 Schlemm 管成形术治疗后眼压均得到良好控制。病例 1 作为第一例行穿透性 Schlemm 管成形术的激素性青光眼患者，显示出良好的手术远期效果。前期我们团队也就穿透性 Schlemm 管成形术治疗激素性青光眼（10 例）进行临床应用报道，研究结果显示术后 1 年完全成功率为 90%。截至目前病例数进一步增加，共计前瞻性收集 20 例（24 眼）顺利完成穿透性 Schlemm 管成形术的激素性青光眼患者，末次随访时（平均 19.3 个月）可见 15 眼完全成功（68.2%，15/22），17 眼条件成功（77.3%）（术后未满 3 个月者不纳入分析）。由此可见，从个例到小样本的初步研究结果均显示穿透性 Schlemm 管成形术可有效降低激素性青光眼患者眼压水平，甚至实现大部分患者无须使用降眼压药物，这可能是一种有效的青光眼手术方式，未来还将进一步观察其大样本远期疗效情况。

参考文献

[1] CLARK A F, WILSON K, MCCARTNEY M D, et al. Glucocorticoid-induced formation of cross-linked actin networks in cultured human trabecular meshwork cells ［J］. Investigative Ophthalmology & Visual Science, 1994, 35（1）: 281-294.

[2] CLARK A F, BROTCHIE D, READ A T, et al. Dexamethasone alters F-actin architecture and promotes cross-linked actin network formation in human trabecular meshwork tissue ［J］. Cell Motility and The Cytoskeleton, 2005, 60（2）: 83-95.

[3] WILSON K, MCCARTNEY M D, MIGGANS S T, et al. Dexamethasone induced ultrastructural changes in cultured human trabecular meshwork cells ［J］. Current Eye Research, 1993, 12（9）: 783-793.

[4] LERNER L E, POLANSKY J R, HOWES E L, et al. Hyaluronan in the human trabecular meshwork ［J］. Investigative Ophthalmology & Visual Science, 1997, 38（6）: 1222-1228.

[5] SNYDER R W, STAMER W D, KRAMER T R, et al. Corticosteroid treatment and trabecular meshwork proteases in cell and organ culture supernatants ［J］. Experimental Eye Research, 1993, 57（4）: 461-468.

[6] PUTNEY L K, BRANDT J D, O'DONNELL M E. Effects of dexamethasone

on sodium–potassium–chloride cotransport in trabecular meshwork cells［J］. Investigative Ophthalmology & Visual Science，1997，38（6）：1229–1240.

[7]　TRIPATHI R C，PARAPURAM S K，TRIPATHI B J，et al. Corticosteroids and glaucoma risk［J］. Drugs & Aging，1999，15（6）：439–450.

[8]　王玲，陈惠，谢青，等. 103 例糖皮质激素性青光眼的临床研究［J］. 现代预防医学，2011，38（21）：4562–4564.

[9]　吴伟，何梅凤，唐细兰. 糖皮质激素性青光眼的文献分析［J］. 中国药房，2011，22（48）：4592–4593I.

[10]　陈智敏，方秋云，郭露萍，等. 糖皮质激素型青光眼 46 例分析［J］. 中国实用眼科杂志，2005，（06）：587–588.

[11]　HU J J，LIN H S，ZHANG S D，et al. A new bleb–independent surgery namely penetrating canaloplasty for corticosteroid–induced glaucoma：a prospective case series［J］. International Journal of Ophthalmology，2022，15（7）：1077–1081.

第六节　色素性青光眼

　　1940 年 Hippel 报道了首例色素性青光眼病例，其是一种由于色素播散综合征引起眼压升高的继发性青光眼。色素播散综合征的一般眼部临床表现为角膜内皮面及小梁网色素沉着增加，虹膜表面弥漫性色素颗粒沉积，虹膜中周部放射状透照缺损，虹膜色素上皮播散并积聚在眼前节各个部位，同时小梁网异常色素堆积导致小梁网组织出现功能改变，引起眼压升高及视神经病变，流行病学调查显示色素播散综合征发展为色素性青光眼的发生率为 35% ～ 50%。其以年轻男性和白色人种多见，在黑色人种和黄色人种中较为罕见，且近视患者发生进展比率更高。

　　病程较长且药物控制眼压效果不佳并伴有渐进性视神经损害和视野损害的患者通常需要进行青光眼手术治疗，有研究发现通过激光周边虹膜切除术可以消除虹膜后凹以改变病情进程，但眼压控制的效果仍不佳。针对此类患者，通常会选择进一步的手术治疗，如小梁切除术等滤过手术。穿透性 Schlemm 管成形术避开局部功能障碍的小梁网组织，直接将房水引入 Schlemm 管管腔，可能具有更好的手术疗效。本篇则将向大家介绍穿透性 Schlemm 管成形术在色素性青光眼患者中临床应用的典型病例。

病例 1

【基本信息】

　　患者，男性，36 岁。主诉：双眼视物模糊 1 年。

　　患者 1 年前无明显诱因下出现双眼视物模糊，右眼为著，无视物遮幕感，无头痛，无恶心、呕吐，无畏光、流泪、眼部分泌物增多等症状，至我院门诊就诊，双眼眼压高（右眼 53.9 mmHg，左眼

103

36.4 mmHg），诊断为"双眼青光眼"，予以"甘露醇、贝美素噻吗洛尔、布林佐胺滴眼液"等治疗，后行房角镜检查提示双眼房角宽开，全周小梁可见黑色致密色素颗粒。1 年来，患者定期随访，右眼眼压波动较大，半年前于我院行双眼激光周边虹膜切除术，双眼在降眼压药物治疗（布林佐胺滴眼液和溴莫尼定、贝美前列素滴眼液滴眼）下右眼眼压波动于 10 ～ 40 mmHg，左眼眼压波动于 10 ～ 25 mmHg。1 个月前随访发现患者右眼视野损害进展，遂门诊以"双眼色素性青光眼"收治入院。

【眼科检查】

VAsc：右眼 0.08，左眼 0.1；Vacc：右眼 −6.75/−1.00 × 100=0.6，左眼 −6.25/−0.50 × 150=1.0。眼压：右眼 15.0 mmHg，左眼 9.0 mmHg。右眼结膜无充血，角膜透明，内皮散在色素性角膜后沉着物（keratic precipitates，KP）（＋），周边前房深，房水清，虹膜纹理清，上方虹膜激光孔通畅，瞳孔圆，右眼约 4 mm（图 5-6-1），直间接对光反射存，晶状体透明，玻璃体絮状混浊，小瞳下隐见眼底视乳头界清，色红，C/D =0.9，黄斑中心凹反光（−），视网膜平伏（图 5-6-2）。左眼结膜无明显充血，角膜透明，少量色素性 KP（＋），前房深，房水清，虹膜纹理清，上方虹膜激光孔通畅，瞳孔圆，约 3 mm（图 5-6-1），直间接对光反射存，晶状体透明，玻璃体絮状混浊，小瞳下隐见眼底视乳头界清，色红，C/D=0.7，黄斑中心凹反光（−），视网膜平伏（图 5-6-2）。

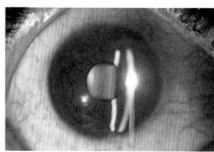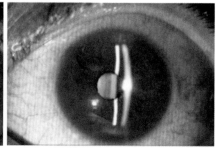

图 5-6-1　双眼眼前段照相

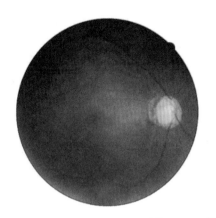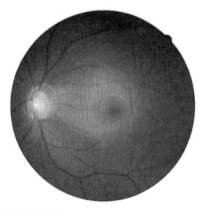

图 5-6-2　双眼眼底照相

【辅助检查】

房角镜：双眼全周房角宽，开放，色素 Ⅲ～Ⅳ 级。

IOL-Master：右眼眼轴 27.91 mm，左眼眼轴 27.41 mm。

角膜内皮镜：右眼 1926.2 个 /mm^2，左眼 1956.4 个 /mm^2。

视乳头 OCT：双眼 RNLF 变薄。

视野（图 5-6-3）：右眼：MD-27.60 dB，VFI 20%；左眼：MD
-7.41 dB，VFI 84%。

UBM（图 5-6-4）：双眼全周房角开放，双眼睫状体囊肿。

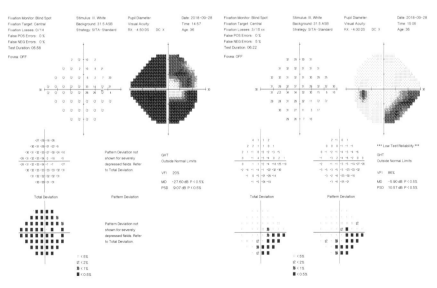

图 5-6-3　双眼视野

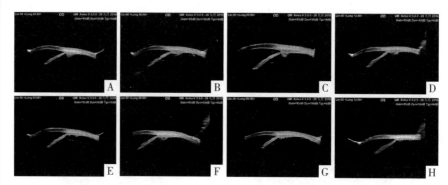

图 5-6-4　术前右眼 UBM

【诊断】

双眼色素性青光眼、双眼屈光不正。

【诊疗经过】

患者入院后于局部麻醉下行右眼穿透性 Schlemm 管成形术，术中通过光纤导管进行 360° Schlemm 管的扩张，同时切除前部小梁及部分角巩膜缘组织，并切除部分周边虹膜，紧密缝合巩膜瓣及结膜瓣。术后 1 天术眼眼压为 14.9 mmHg，未使用降眼压药物，未见术后并发症。

【随访】

出院后患者进行术后 1 周、1 个月、3 个月、6 个月及此后每半年定期随访复查，目前随访至术后 4 年（图 5-6-5），目前患者右眼术后眼压波动于 14 mmHg 左右，未使用降眼压药物；左眼未行手术治疗，继续酒石酸溴莫尼定、他氟前列素滴眼液滴眼控制眼压，控制在 16 mmHg 左右。房角镜检查可见小梁网色素沉积，内滤过口通畅，轻压角巩膜缘可见少量血液反流，提示远端通畅（图 5-6-6）。

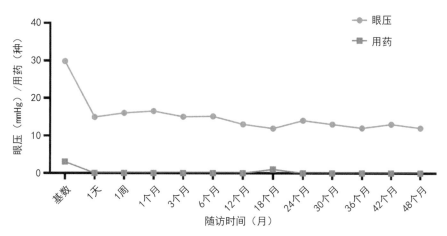

图 5-6-5　右眼术前基线及术后各随访点眼压、降眼压药物数量变化

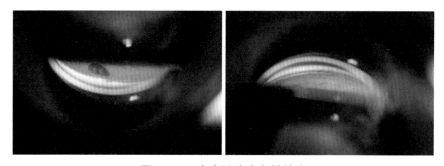

图 5-6-6　末次随访房角镜检查

病例 2

【基本信息】

患者，男性，47 岁。主诉：右眼视物模糊 2 年。

患者 2 年前无明显诱因下出现右眼视物模糊，无眼红、眼痛，无畏光、流泪，无视物变形，无视物遮幕感等症状，遂来我院门诊就诊，发现右眼眼压高（29.9 mmHg），查房角镜提示"右眼全周房角宽开，色素Ⅳ级"，考虑"右眼继发性青光眼（色素性）"，建议手术治疗，予以"布林佐胺、盐酸卡替洛尔、酒石酸溴莫尼定、拉坦前列素滴眼液"降眼压治疗，遂门诊拟"右眼色素性青光眼"收治入院。

既往史：13 年前曾行双眼白内障治疗（具体不详）。高血压病史

5 年，长期口服降血压药物治疗（具体不详），自诉血压控制尚可。

【眼科检查】

VAsc：右眼 1.0，左眼 1.0；VAcc：右眼 +0.25/–1.00×160=0.9，左眼 –0.50×25=0.9。眼压：右眼 20.5 mmHg，左眼 15.2 mmHg。右眼结膜无充血，纤维血管组织长入鼻侧角膜 1 mm，角膜可见色素性 KP，前房中深，虹膜纹理清，瞳孔圆，直径约 6 mm，对光反射存，人工晶状体在位，表面可见色素颗粒（图 5-6-7），玻璃体絮状混浊，小瞳下隐约见眼底视乳头界清，色红，C/D=0.6，黄斑中心凹反光未见，后极部视网膜平伏（图 5-6-8）。左眼结膜无充血，角膜透明，中央前房中深，房水清，虹膜纹理清晰，瞳孔圆，直径约 6 mm，对光反射存，人工晶状体在位、透明（图 5-6-7），玻璃体絮状混浊，小瞳下隐约见眼底视乳头界清，色红，C/D 约 0.7，黄斑中心凹反光未见，后极部视网膜平伏（图 5-6-8）。

【辅助检查】

房角镜：右眼：全周房角宽开，可见致密色素颗粒沉积。左眼：全周房角宽开。

IOL-Master：右眼眼轴 23.25 mm，左眼眼轴 23.49 mm。

角膜内皮镜：右眼 2466 个 /mm²，左眼 2792 个 /mm²。

视乳头 OCT：双眼 RNFL 厚度未见明显下降。

视野（图 5-6-9）：右眼：MD–0.65 dB，VFI 99%；左眼：MD –0.77 dB，VFI 99%。

UBM（图 5-6-10）：双眼人工晶状体眼，双眼虹膜后粘连。

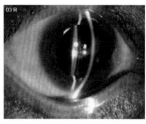
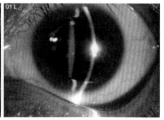

图 5-6-7　双眼眼前段照相

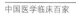

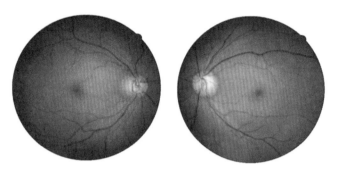

图 5-6-8　双眼眼底照相

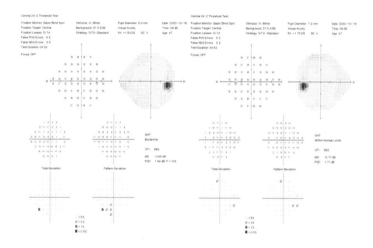

图 5-6-9　双眼视野

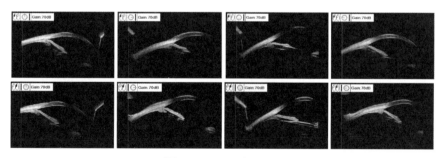

图 5-6-10　双眼 UBM

【诊断】

右眼色素性青光眼、右眼翼状胬肉、双眼人工晶状体眼、高血压。

【诊疗经过】

患者入院后于局部麻醉下行左眼穿透性Schlemm管成形术，术中通过光纤导管进行 360° Schlemm 管的扩张，同时切除前部小梁及部分角巩膜缘组织，并切除部分周边虹膜，紧密缝合巩膜瓣及结膜瓣。术后 1 天术眼眼压为 14.5 mmHg，未使用降眼压药物，未见术后并发症。

【随访】

出院后患者进行术后 1 周、1 个月、3 个月、6 个月及此后每半年定期随访复查，目前随访至术后 2 年（图 5-6-11），目前术眼眼压波动于 16 mmHg 左右，未使用任何降眼压药物。

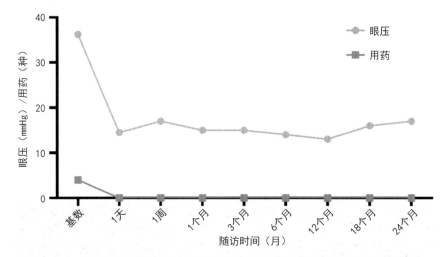

图 5-6-11　右眼术前基线及术后各随访点眼压、降眼压药物数量变化

【小结】

上述展示了 2 例穿透性 Schlemm 管成形术治疗色素性青光眼患者的疗效情况。目前我们团队共计前瞻性收集到 15 例行穿透性 Schlemm 管成形术的色素性青光眼患者，进行平均随访 19 个月（3～48 个月），条件成功率为 86.7%，完全成功率为 60%（2 例术后未满 3 个月不纳入分析），可见穿透性 Schlemm 管成形术在治疗色素性青光眼方面具有良好的初步疗效。

参考文献

[1]　YANG F，BAO Y．Correlations of corneal curvature with corneal spherical aberration and anterior chamber parameters in eyes with shallow anterior chambers ［J］．Ophthalmology and Therapy，2023，12（1）：239-249．

[2]　严伟明，叶倩，夏雨昕，等．色素性青光眼发病机制的研究进展［J］．福建医科大学学报，2022，56（1）：94-96．

[3]　SCUDERI G，CONTESTABILE M T，SCUDERI L，et al．Pigment dispersion syndrome and pigmentary glaucoma：a review and update［J］．International Ophthalmology，2019，39（7）：1651-1662．

[4]　QING G P，WANG N L，WANG T，et al．Long-term efficacy of trabeculectomy on Chinese patients with pigmentary glaucoma：a prospective case series observational Study［J］．Chinese Medical Journal，2016，129（11）：1268-1272．

[5]　NIYADURUPOLA N，BROADWAY D C．Pigment dispersion syndrome and pigmentary glaucoma--a major review［J］．Clinical & Experimental Ophthalmology，2008，36（9）：868-882．

[6]　BASARIR B，PASAOGLU I，ALTAN C，et al．Effects of Nd-YAG Laser iridotomy on anterior segment measurements in pigment dispersion syndrome and ocular hypertension［J］．Journal Francais D'ophtalmologie，2021，44（2）：203-208．

[7]　SCUDERI G，KHAW P T，MEDEIROS F A，et al．Challenging Glaucomas：update on diagnosis and management［J］．Journal of Ophthalmology，2016：6935086．

第七节　外伤性房角后退型青光眼

外伤性房角后退型青光眼常由眼球钝挫伤引起，钝挫伤后外伤性房角后退的发生率为 56%～100%。有研究报道称，其中 2%～10% 的患者可发展为外伤房角后退型青光眼。房角后退型青光眼可根据外伤后青光眼发生的时间分为 2 种：①在伤后 6 个月内出现，称早发型房角后退型青光眼；②在伤后 6 个月以后，甚至 10 年以上或更长时间，称晚发型或迟发型房角后退型青光眼。早发型眼压升高的机制尚不清楚，有观点认为伤后早期小梁网受外力损伤，发生水肿、渗透压降低；虹膜睫状体产生的化学性物质（前列腺素、组胺等）破坏血—房水屏障；同时伴发睫状体前表面的撕裂或睫状肌自巩膜突分离，均会导致房水流出受阻而引起眼压升高。迟发型眼压升高的机制则可能与小梁组织增生或退行性变性所致的小梁间隙及 Schlemm 管闭塞有关。包括环形纤维与纵行纤维分离后萎缩消失，部分纤维组织增生形成玻璃膜覆盖小梁网内面，并与角膜后弹力膜相连续，延伸到后退房角上，覆盖睫状体的纵行纤维，甚至可延续到虹膜表面，影响房水排出而使眼压升高，发生继发性开角型青光眼。

目前针对外伤性房角后退型青光眼，临床上多采用药物和手术进行治疗，若药物治疗无效则可考虑行手术治疗。既往研究中，最常见的手术方式是小梁切除术和引流阀植入术，但其远期手术疗效不佳。以外滤过为原理的小梁切除术联合抗代谢药物、Ex-PRESS 植入术等均存在术后滤过泡相关并发症及滤过泡瘢痕化问题，尤其在外伤性房角后退型青光眼患者年龄较原发性闭角型青光眼患者更年轻的情况下，随着时间的推移，瘢痕化问题进一步突出，从而导致眼压控制不佳、手术失败。穿透性 Schlemm 管成形术作为一种新型内引流青光眼手术方式，术后不依赖于滤过泡，成功率不受到滤过

笔记

泡瘢痕化影响。因此本节将向大家介绍穿透性 Schlemm 管成形术在房角后退型青光眼患者中应用的典型病例。

病例 1

【基本信息】

患者，男性，12 岁。主诉：左眼被"羽毛球"击伤后眼痛伴视力下降 1 天。

1 天前患者左眼被"羽毛球"击伤，当即感到眼痛，自觉程度较轻，伴轻微视物模糊，无恶心、呕吐，未就诊。后自觉左眼疼痛加剧，伴视物模糊加重，遂至当地医院就诊，检查发现左眼眼压升高（具体眼压不详），予以"马来酸噻吗洛尔滴眼液"等降眼压治疗，自觉症状无明显好转。今晨患者自觉左侧头痛，左眼眼痛，伴呕吐 1 次，遂至我院急诊就诊，急诊以"左眼前房积血、左眼继发性青光眼、左眼眼球钝挫伤"收入院。

【眼科检查】

VAsc：右眼 0.3，左眼 LP。眼压：右眼 19.4 mmHg，左眼 46.8 mmHg。右眼结膜无充血，角膜透明，前房深度正常，房水清，虹膜纹理清，瞳孔圆，直径约 3 mm，直接对光反射存，间接对光反射迟钝，晶状体透明，位置正常，玻璃体絮状混浊，小瞳下见眼底视乳头界清，色红，C/D 约 0.1，轻度豹纹状眼底，黄斑中心凹反光存，后极部视网膜平伏。左眼结膜充血，角膜雾状水肿，中央角膜上皮缺损，前房积血，虹膜隐见纹理清晰，瞳孔圆，直径约 5mm，直间接对光反射消失，晶状体透明，位置正常，玻璃体轻度絮状混浊，小瞳下隐约见视乳头界欠清，稍隆起，色红，C/D 不清，轻度豹纹状眼底，黄斑中心凹反光存，后极部视网膜平伏，余未见明显异常。

【辅助检查】

房角镜：左眼静态下全周房角后退、加宽，动态全周房角开放。

角膜内皮镜：右眼 3188 个 /mm²，左眼 3091 个 /mm²。

IOL-Master：右眼眼轴 25.82 mm，左眼眼轴 25.78 mm。

黄斑 OCT：双眼黄斑区视网膜形态基本可。

视乳头 OCT（图 5-7-1）：右眼视乳头鼻侧视网膜较薄，左眼视乳头区视网膜较厚，局部隆起。

视野：右眼：MD −3.57 dB，VFI 97%；左眼：MD −22.01 dB，VFI 36%（双眼可靠性差）。

UBM（图 5-7-2）：左眼前房积血、房角后退。

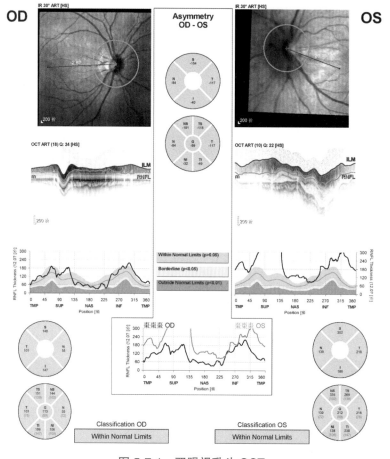

图 5-7-1　双眼视乳头 OCT

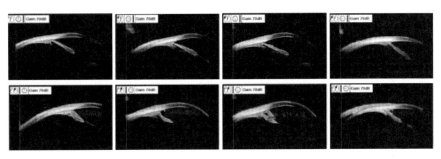

图 5-7-2　双眼 UBM

【诊断】

左眼房角后退型青光眼、左眼前房积血、左眼视盘水肿、左眼视神经挫伤（？）、左眼眼球钝挫伤。

【诊疗经过】

患者入院后予以甘露醇针静脉滴注，曲伏前列素、溴莫尼定、布林佐胺、卡替洛尔滴眼液滴眼，口服醋甲唑胺片，前房穿刺等降眼压治疗，眼压仍反复升高，最高达 50 mmHg 左右，有手术指征，遂在左眼外伤后第 10 天于全身麻醉下行左眼穿透性 Schlemm 管成形术。术后 1 天术眼眼压为 36.6 mmHg，予以卡替洛尔、布林佐胺滴眼液辅助降眼压治疗，术后 4 天，患者病情稳定，眼压平稳，予以带药出院。

【随访】

出院后患者进行术后 1 周、1 个月、3 个月、6 个月及此后每半年定期随访复查，目前随访至术后 2 年（图 5-7-3）。术后患者出现短暂性高眼压，早期眼压反复波动，辅助药物降低眼压，术后 6 个月完全停用降眼压药，目前眼压稳定，维持在 15 mmHg。较术前基线眼压下降 31.8 mmHg（下降幅度达 72.3%）。

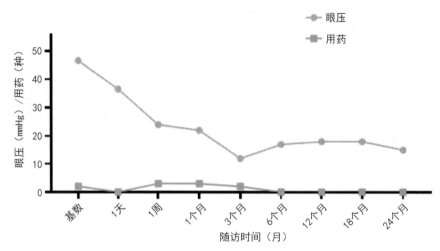

图 5-7-3　患者左眼术前及术后各随访点眼压、降眼压药物数量变化

病例 2

【基本信息】

患者，男性，37 岁。主诉：右眼足球击伤后红痛 4 天，加重 1 天。

患者 4 天前被足球击伤后出现右眼红痛，伴视物模糊，无头痛，无恶心、呕吐，无畏光、流泪，无视物遮幕感等症状，曾于我院就诊，诊断为"右眼眼球钝挫伤、右眼继发性青光眼"，给予降眼压及抗炎药物治疗（20% 甘露醇静脉滴注，布林佐胺滴眼液、酒石酸溴莫尼定滴眼液、盐酸卡替洛尔滴眼液滴眼），患者觉右眼红痛、视物模糊症状好转。1 天前患者自觉右眼红痛加重，伴视物模糊，急诊予以降眼压药物治疗（20% 甘露醇静脉滴注），自觉右眼红痛明显减轻。现患者为求进一步治疗，来我院就诊，门诊拟"右眼继发性青光眼、右眼眼球钝挫伤"收住入院。

【眼科检查】

VAsc：右眼 0.6，左眼 0.8；VAcc：右眼 −1.75/−1.50 × 165=1.0，左眼 −1.50=1.0。眼压：右眼 36.2 mmHg，左眼 11.0 mmHg。右眼结膜

笔记

充血，角膜透明，前房深，房水清，虹膜纹理清，瞳孔圆，直径约 3 mm，对光反射存，晶状体透明，玻璃体絮状混浊，小瞳下隐见视乳头界清，色红，C/D=0.3，血管走行可，A/V 约 2∶3，视网膜平伏，黄斑中心凹反光未见。左眼结膜无充血，角膜透明，前房深，房水清，虹膜纹理清，瞳孔圆，直径约 3 mm，对光反射存，晶状体透明，玻璃体絮状混浊，小瞳下隐见视乳头界清，色红，C/D=0.3，血管走行可，A/V 约 2∶3，视网膜平伏，黄斑中心凹反光未见。

【辅助检查】

房角镜：右眼：静态下观察全周房角宽，10—12 点半位、3 点位可见房角增宽后退，动态下观察全周房角开放。左眼：静态下观察全周房角宽，动态下观察全周房角开放。

角膜内皮镜：右眼 2612 个 /mm^2，左眼 2622 个 /mm^2。

IOL–Master：右眼眼轴 25.86 mm，左眼眼轴 25.69 mm。

OCT（黄斑）：右眼黄斑区网膜各层形态基本可。

UBM（图 5-7-4）：右眼房角后退；双眼睫状体囊肿。

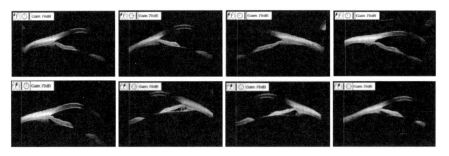

图 5-7-4　双眼术前 UBM 检查

【诊断】

右眼房角后退型青光眼、右眼眼球钝挫伤、双眼屈光不正。

【诊疗经过】

患者入院后先行“右眼前房穿刺术”降低眼压，同时辅助使用降眼压药物控制眼压，但眼压仍控制不佳，遂于右眼外伤后 10 天局部麻醉下行右眼穿透性 Schlemm 管成形术，手术顺利。术后 1 天术眼眼压为 11.7 mmHg，未见术后并发症。

【随访】

患者术后 1 周、1 个月、3 个月、6 个月及此后每半年 1 次至我院定期复查，目前随访至术后 2 年。术后出现短暂性高眼压，术后 1 个月眼压恢复正常，逐步停药，目前术眼眼压维持在 15 mmHg，未使用降眼压药物（图 5-7-5），未见其他严重术后并发症。

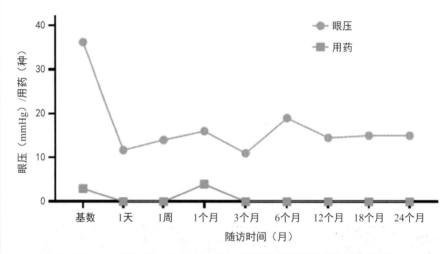

图 5-7-5　术眼术前及术后各随访点眼压、降眼压药物数量变化

【小结】

房角后退型青光眼患者的伤眼在受伤前通常是健康的，眼钝挫伤后主要导致小梁网途径近端阻力增加，而 Schlemm 管和集液管在受伤后可能保持相对完整，因此以 Schlemm 管为基础的内引流手术可能具有良好效果，且术后不依赖滤过泡，远期手术疗效可能稳定。我们团队设计的"穿透性 Schlemm 管成形术"，则可避开近端阻力部分——小梁网组织及邻管组织，直接沟通前房与 Schlemm 管，同时术后不依赖滤过泡，也避开了既往外滤过手术治疗外伤性房角后退型

青光眼术后滤过泡瘢痕化突出的问题，理论上应具有良好效果。我们团队也前瞻性地分析了穿透性 Schlemm 管成形术治疗外伤性房角后退型青光眼的初步疗效，术后 12 个月完全成功率为 89.5%，由此可见穿透性 Schlemm 管成形术在治疗外伤性房角后退型青光眼中具有良好的初步手术疗效，且手术安全，是治疗外伤房角后退型青光眼的一种手术选择方式。

参考文献

[1] KAUFMAN J H，TOLPIN D W．Glaucoma after traumatic angle recession．A ten-year prospective study［J］．American Journal of Ophthalmology，1974，78（4）：648-654．

[2] FILIPE J A，BARROS H，CASTRO-CORREIA J．Sports-related ocular injuries．A three-year follow-up study［J］．Ophthalmology，1997，104（2）：313-318．

[3] CANAVAN Y M，ARCHER D B．Anterior segment consequences of blunt ocular injury［J］．The British Journal of Ophthalmology，1982，66（9）：549-555．

[4] MOONEY D．Angle recession and secondary glaucoma［J］．The British Journal of Ophthalmology，1973，57（8）：608-612．

[5] MANSOORI T，REDDY A A，BALAKRISHNA N．Identification and quantitative assessment of schlemm's canal in the eyes with 360 ° angle recession glaucoma［J］．Journal of Current Glaucoma Practice，2020，14（1）：25-29．

[6] MANNERS T，SALMON J F，BARRON A，et al．Trabeculectomy with mitomycin C in the treatment of post-traumatic angle recession glaucoma［J］．The British Journal of Ophthalmology，2001，85（2）：159-163．

[7] MERMOUD A，SALMON J F，BARRON A，et al．Surgical management of post-traumatic angle recession glaucoma［J］．Ophthalmology，1993，100（5）：634-642．

[8] CHENG H，YE W，ZHANG S，et al．Clinical outcomes of penetrating canaloplasty in patients with traumatic angle recession glaucoma：a prospective interventional case series［J］.The British Journal of Ophthalmology，2023，107（8）1092-1097．

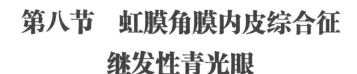

第八节　虹膜角膜内皮综合征继发性青光眼

虹膜角膜内皮综合征是一组以角膜内皮、虹膜及前房角结构异常为主要特征的临床眼部疾病，该疾病以单眼发病为主，多见于 20～50 岁，以中青年女性为主。目前主要根据虹膜改变将 ICE 分为 3 种不同的临床类型：Chandler 综合征、进行性虹膜萎缩及 Cogan-Reese 综合征。其发病机制尚不明确，目前主要结合"Campbell 膜理论"认为是角膜内皮异常增殖、爬行、收缩、牵拉引起的一系列眼部改变，目前主要针对其并发症进行处理。其继发性青光眼的机制目前主要认为是角膜内皮细胞上皮化并具有增殖爬行能力，增殖爬行经过前房角，直接堵塞小梁网孔，或越过前房角爬行于虹膜表面，异常内皮细胞收缩牵拉关闭前房角，共同导致房水流出障碍，继发眼压升高。由于 ICE 患者年龄较轻，且角膜内皮原发问题尚未解决，导致常规青光眼手术方式在这一类继发性青光眼患者中疗效不佳，因外滤过手术后滤过泡瘢痕化问题突出或增殖异常的角膜内皮细胞爬行堵塞、关闭手术内口导致术后眼压再次失控以致手术失败。因此，避免 ICE 继发性青光眼患者抗青光眼术后瘢痕化问题及内皮爬行堵塞问题可能是提高患者术后成功率的关键。

我们团队针对目前 ICE 继发性青光眼的治疗局限，将穿透性 Schlemm 管成形术应用于 ICE 继发性青光眼患者中，以内引流手术方式降低或避免术后瘢痕化问题对手术疗效的影响，同时选择虹膜高位外周前粘连（peripheral anterior synechiae，PAS）区域进行手术操作，以虹膜前粘连为屏障，形成后房型滤过口以减少内口堵塞对手术疗效的影响。以下则是我们团队应用穿透性 Schlemm 管成形术治疗 ICE 的典型病例。

笔记

病例 1

【基本信息】

患者，女性，47 岁。主诉：发现右眼瞳孔变形 8 年，右眼视物模糊 2 年。

8 年前患者偶然发现右眼瞳孔变形，呈横椭圆形，未予以重视，未就诊，此后瞳孔变形逐渐扩大。2 年前患者无明显诱因下出现右眼视物模糊，于当地就诊，发现右眼眼压高（具体不详），诊断为"右眼继发性青光眼、右眼虹膜角膜内皮综合征"，予以降眼压药物治疗（酒石酸溴莫尼定、布林佐胺噻吗洛尔、曲伏前列素滴眼液），自诉眼压控制可。其间规律使用降眼压药物，半年前患者发现右眼眼压再次升高，伴间歇性眼痛，无恶心、呕吐、畏光等不适症状，降眼压药物治疗效果不佳，遂至我院就诊，门诊拟"右眼继发性青光眼、右眼虹膜角膜内皮综合征"收治入院。

【眼科检查】

VAsc：右眼 FC/1m，左眼 0.1；VAcc：右眼 –7.00/–0.75 × 90=0.2，左眼 –6.00=1.0。眼压：右眼 26.5 mmHg，左眼 12.1 mmHg。右眼结膜无充血，中央区角膜散在色素性 KP，余角膜透明，前房深度正常，房水清，8 点半位、2–4 点位周边虹膜向前膨隆，瞳孔缘虹膜外翻，周边虹膜密集散在色素结节，以鼻侧、颞侧居多，瞳孔呈横椭圆形，约 8 mm × 4 mm（图 5-8-1），对光反射消失，晶状体中央散在色素，余晶状体透明，位置正常，玻璃体絮状混浊，小瞳下隐约见眼底视乳头界清，色红，C/D=0.8（图 5-8-2），黄斑中心凹反光未见，后极部视网膜平伏。左眼结膜无充血，角膜透明，前房深度正常，房水清，虹膜纹理清晰，瞳孔圆，直径约 3 mm（图 5-8-1），对光反射存，晶状体透明，位置正常，玻璃体絮状混浊，小瞳下隐约见眼底视乳头界清，色红，C/D=0.6（图 5-8-2），黄斑中心凹反光未见，后极部视网膜平伏。

【辅助检查】

房角镜：右眼：静态下 8 点半、12 点位虹膜锥形前粘连 1-3 点位房角 N Ⅳ，余房角宽，动态下观察 8 点半、12 点、1-3 点位关闭，余房角开放。左眼：全周房角宽开。

角膜内皮镜（图 5-8-3）：右眼 1823 个 /mm^2，左眼 2609 个 /mm^2。

角膜共聚焦显微镜（图 5-8-4）：左眼角膜内皮形态正常；右眼角膜内皮形态异常，呈现典型高反射细胞核的 ICE 细胞。

黄斑 OCT：右眼黄斑区视网膜厚度偏低，左眼黄斑区视网膜厚度偏低。

视乳头 OCT（图 5-8-5）：双眼 RNFL 降低。

视野（图 5-8-6）：右眼：MD-17.40 dB，VFI 48%；左眼：MD-8.93 dB，VFI 78%。

UBM（图 5-8-7）：右眼虹膜前粘连，右眼房角形态异常。

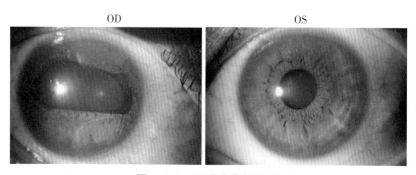

OD　　　　　　　　　　　　OS

图 5-8-1　双眼眼前段照相

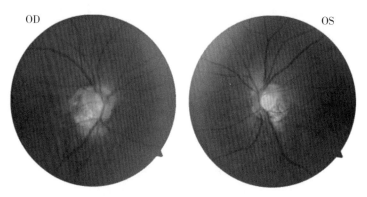

OD　　　　　　　　　　　　OS

图 5-8-2　双眼眼底照相

OD　　　　　　　　　　　　　　　OS

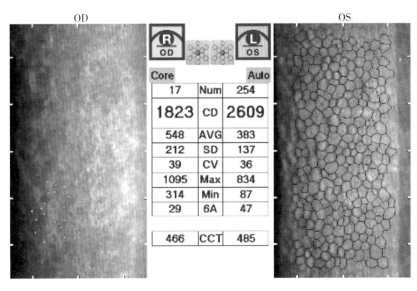

图 5-8-3　双眼角膜内皮镜

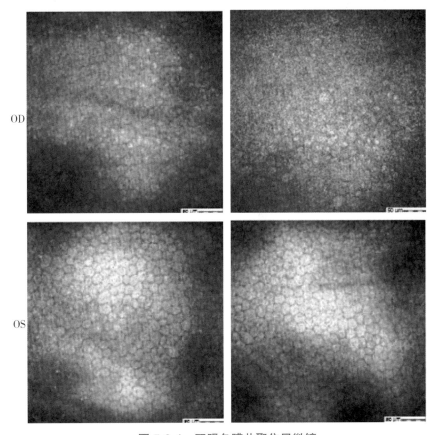

图 5-8-4　双眼角膜共聚焦显微镜

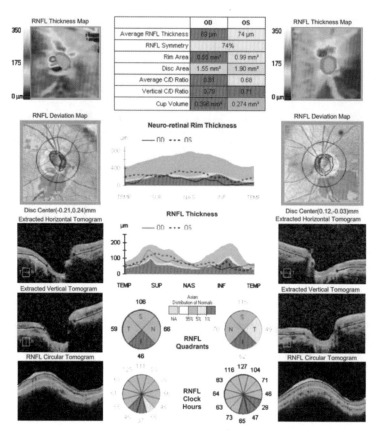

图 5-8-5　双眼视乳头 OCT

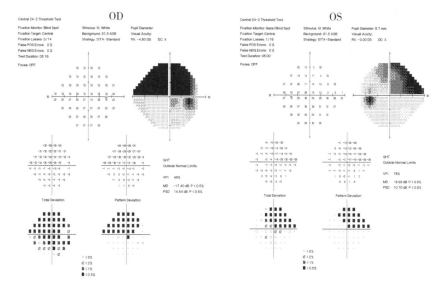

图 5-8-6　双眼视野

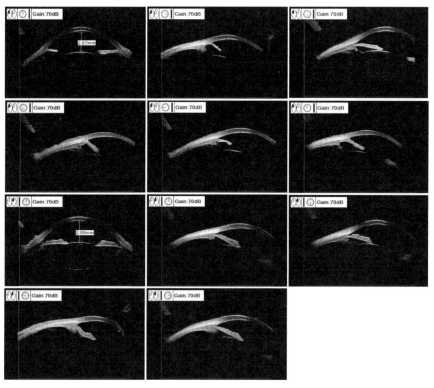

图 5-8-7　右眼 UBM 图像

【诊断】

右眼继发性青光眼、右眼虹膜角膜内皮综合征（Cogan-Reese 综合征）、左眼正常眼压性青光眼（？）、双眼屈光不正。

【诊疗经过】

患者入院后于局部麻醉下行右眼穿透性 Schlemm 管成形术，择高位 PAS 区域对应结膜为手术区域（2 点位），术中通过光纤导管进行 360° Schlemm 管的扩张，于高位虹膜前粘连后方切除部分前部小梁及部分透明角巩膜缘组织，并切除部分周边虹膜（保留高位 PAS），紧密缝合巩膜瓣及结膜瓣。但术后 1 天查房发现 3 点位虹膜周切口可见，为维持高位 PAS，遂于术后 2 天行手术区域周边虹膜缝合，形成稳定 PAS 屏障，未见术后其他并发症出现。

【随访】

出院后患者进行术后 1 周、1 个月、3 个月、6 个月及此后每半年定期随访复查，目前随访至术后 1 年半（图 5-8-8），眼压保持正常，未使用任何降眼压药物。末次随访眼前段照相可见，2 点位未见明显滤过泡，且前节虹膜周切口不可见（图 5-8-9）。

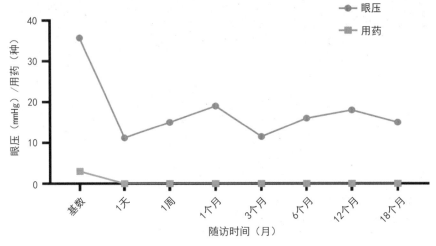

图 5-8-8　右眼术前基线及术后各随访点眼压、降眼压药物数量变化

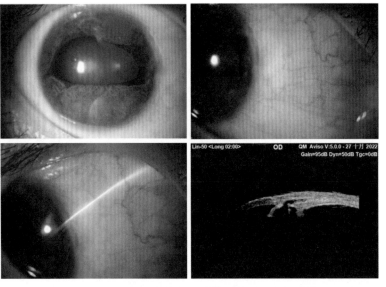

图 5-8-9　末次随访右眼眼前段照相及 UBM 图像

病例 2

【基本信息】

患者，女性，56 岁。主诉：左眼眼红、眼痛 2 天。

患者 2 天前无明显诱因下出现左眼眼红、眼痛、视物模糊，伴有同侧偏头痛，有恶心、呕吐，无畏光、流泪等症状，遂至我院就诊，予以"甘露醇静脉滴注、盐酸卡替洛尔滴眼液、布林佐胺滴眼液"降眼压药物治疗，眼压未见明显下降，建议行"前房穿刺术"，患者拒绝，遂次日于青光眼科就诊，诊断"左眼继发性青光眼、左眼虹膜角膜内皮综合征"，建议手术治疗，门诊拟"左眼继发性青光眼、左眼虹膜角膜内皮综合征"收治入院。

既往史：患者有高血压病史 4 年，自诉用药控制可（具体不详）。

【眼科检查】

VAsc：右眼 1.0，左眼 Fc/1m。眼压：右眼 14.9 mmHg，左眼 50.9 mmHg。右眼结膜无充血，角膜透明，前房深，瞳孔圆，直径约 3 mm（图 5-8-10），对光反射灵敏，晶状体混浊，小瞳下隐见眼底视乳头界清，C/D=0.3，视网膜平伏，黄斑中心凹反光消失，余细节窥不清。左眼结膜充血，角膜水肿，前房深度可，全周周边虹膜前粘连，虹膜可见局部脱色素，瞳孔欠圆，直径约 4 mm（图 5-8-10），对光反射存，晶状体混浊，余细节窥不清。

【辅助检查】

角膜内皮镜：右眼 2458.6 个 /mm²，左眼 802.4 个 /mm²。

黄斑 OCT：双眼黄斑区视网膜各层形态可。

视乳头 OCT：双眼 RNFL 厚度正常。

视野：右眼：MD-0.64 dB，VFI 100%；左眼：MD-2.14 dB，VFI 100%。

角膜共聚焦显微镜（图 5-8-11）：左眼角膜内皮形态异常。

UBM（图 5-8-12）：左眼 2、3、4、6、8、9、11、12 点位虹膜

前粘连；右眼 11、12 点位房角形态异常。

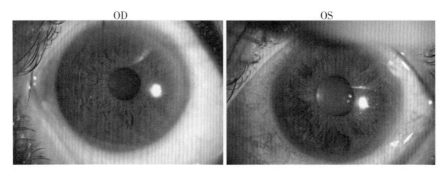

图 5-8-10　双眼眼前段照相

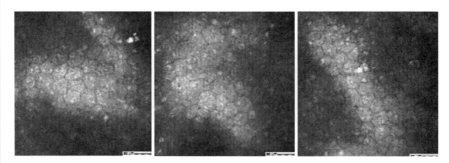

图 5-8-11　左眼角膜共聚焦显微镜

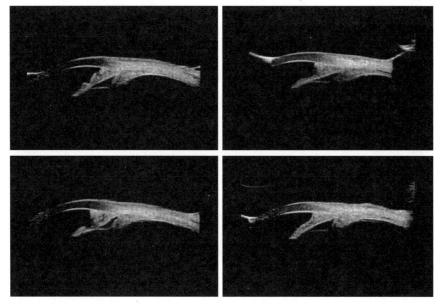

图 5-8-12　左眼 UBM 图像

【诊断】

左眼继发性青光眼、左眼虹膜角膜内皮综合征（进行性虹膜萎缩）、左眼并发性白内障、右眼年龄相关性白内障、高血压。

【诊疗经过】

患者入院后于局部麻醉下行左眼穿透性 Schlemm 管成形术，选择高位 PAS 区域对应结膜为手术区域（10 点位），术中通过光纤导管进行 360° Schlemm 管的扩张，切除前部小梁及部分角巩膜缘组织，并切除部分周边虹膜（保留前部高位 PAS），保持紧密缝合巩膜瓣及结膜瓣，术后未见并发症发生。

【随访】

术后患者进行 1 周、1 个月、3 个月、6 个月及此后每半年定期复查，目前随访至术后 3 年，术后随访眼压及用药如图 5-8-13，手术区域滤过泡扁平，周切口不可见（图 5-8-14）。

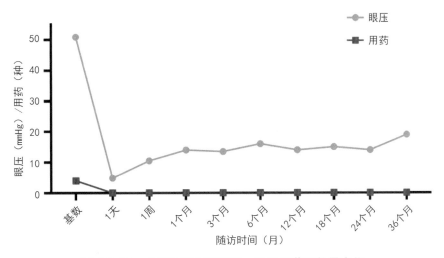

图 5-8-13　术后患者左眼眼压、降眼压药物数量变化

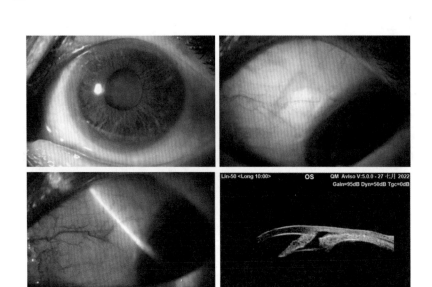

图 5-8-14　末次随访左眼眼前段照相及 UBM 图像

【小结】

我们团队基于 ICE 疾病的临床表现特征，创新性地将穿透性 Schlemm 管成形术与增殖膜拦截技术相结合，以高位 PAS 为屏障，在 ICE 继发性青光眼患者中显示出了良好的手术疗效。以上病例通过天然形成的高位 PAS 或人为行虹膜缝合的增殖膜拦截技术都实现 PAS 屏障，以期阻拦异常增殖爬行的 ICE 细胞，不单是个例中具有良好手术疗效，我们团队就穿透性 Schlemm 管成形术治疗 ICE 继发性青光眼的手术疗效也在 *American Journal of Ophthalmology* 上发表病例系列研究学术论文，结果显示穿透性 Schlemm 管成形术治疗 ICE 患者术后 1 年完全成功率达 75.9%、条件成功率达 82.8%。截至目前该手术方式关于 ICE 前瞻性临床研究已经入组 100 余例 ICE 患者，未来也期待进一步证实穿透性 Schlemm 管成形术在 ICE 继发性青光眼治疗的远期疗效证据。

参考文献

[1] SHIELDS M B，CAMPBELL D G，SIMMONS R J. The essential iris atrophies［J］. American Journal of Ophthalmology，1978，85（6）：749-759.

[2] WILSON M C, SHIELDS M B. A comparison of the clinical variations of the iridocorneal endothelial syndrome［J］. Archives of Ophthalmology, 1989, 107（10）: 1465-1468.

[3] LAGANOWSKI H C, KERR MUIR M G, HITCHINGS R A. Glaucoma and the iridocorneal endothelial syndrome［J］. Archives of Ophthalmology, 1992, 110（3）: 346-350.

[4] TEEKHASAENEE C, RITCH R. Iridocorneal endothelial syndrome in Thai patients: clinical variations［J］. Archives of Ophthalmology, 2000, 118（2）: 187-192.

[5] CHANDRAN P, RAO H L, MANDAL A K, et al. Glaucoma associated with iridocorneal endothelial syndrome in 203 Indian subjects［J］. Public Library of Science One, 2017, 12（3）: e0171884.

[6] FENG B, TANG X, CHEN H, et al. Unique variations and characteristics of iridocorneal endothelial syndrome in China: a case series of 58 patients［J］. International Ophthalmology, 2018, 38（5）: 2117-2126.

[7] 叶雯青, 邓宇轩, 左菁菁, 等. 虹膜角膜内皮综合征 114 例临床特征分析［J］. 中华眼科杂志, 2022, 58（1）: 35-40.

[8] KIM D K, ASLANIDES I M, SCHMIDT C M, et al. Long-term outcome of aqueous shunt surgery in ten patients with iridocorneal endothelial syndrome［J］. Ophthalmology, 1999, 106（5）: 1030-1034.

[9] LANZL I M, WILSON R P, DUDLEY D, et al. Outcome of trabeculectomy with mitomycin-C in the iridocorneal endothelial syndrome［J］. Ophthalmology, 2000, 107（2）: 295-297.

[10] DOE E A, BUDENZ D L, GEDDE S J, et al. Long-term surgical outcomes of patients with glaucoma secondary to the iridocorneal endothelial syndrome［J］. Ophthalmology, 2001, 108（10）: 1789-1795.

[11] CHANDRAN P, RAO H L, MANDAL A K, et al. Outcomes of primary trabeculectomy with mitomycin-C in glaucoma secondary to iridocorneal endothelial syndrome［J］. Journal of Glaucoma, 2016, 25（7）: e652-656.

[12] JAIN V K, SHARMA R, OJHA S, et al. Trabeculectomy with mitomycin-C in patients with iridocorneal endothelial syndrome: a case series［J］. Journal of Clinical and Diagnostic Research, 2016, 10（5）: Nr05-Nr06.

[13] PATHAK RAY V, RAO D P. Surgical outcomes of a new affordable non-valved glaucoma drainage device and Ahmed glaucoma valve: comparison in the first year［J］. The British Journal of Ophthalmology, 2018.

[14] MAO Z, GUO X, ZHONG Y, et al. Surgical outcomes of Ahmed glaucoma valve implantation in patients with glaucoma secondary to iridocorneal endothelial syndrome［J］. Eye（London, England）, 2021, 35（2）: 608-615.

第九节　先天性葡萄膜外翻继发性青光眼

　　先天性葡萄膜外翻是一种表现为瞳孔缘虹膜后色素上皮层向外延伸至虹膜基质表面的眼部先天性异常，大部分为单眼发病。研究发现先天性葡萄膜外翻可出现在多个年龄段，包括新生儿、婴幼儿至成年早期；可合并其他眼部及全身异常，如上睑下垂、面部肥大、神经纤维瘤病、普拉德 – 威利综合征，Rieger 综合征等。而绝大部分先天性葡萄膜外翻随疾病进展均可出现继发性青光眼表现，其中伴有全周葡萄膜外翻者发病率可达 100%，目前先天性葡萄膜外翻伴发眼压升高的机制尚不明确，可能机制如下：①房角发育异常致虹膜根部前移与小梁网粘连导致房角关闭；②膜样组织覆盖前房角；③虹膜血管增生形成膜化物牵拉关闭房角等。因此，先天性葡萄膜外翻继发性青光眼患者常常需要手术治疗来控制眼压，目前主要的治疗手段是滤过手术联合抗代谢药物，如小梁切除术等，亦有针对房角开放范围大者行房角切开术，最新病例报道也尝试使用 XEN 支架联合引流阀植入术、微导管辅助下的小梁切开术、CO_2 激光辅助下的深层巩膜切除术等治疗先天性葡萄膜外翻继发性青光眼，初步观察显示疗效良好。

　　作为一种继发性闭角型青光眼，在既往病例报告中可见该病患者出现继发性青光眼的年龄较轻，以外滤过手术为主的手术方案需要依赖于功能性滤过泡的持续存在与维护，因此，我们团队提出是否可以运用穿透性 Schlemm 管成形术，这一改良的可应用于闭角型青光眼患者的内引流手术来治疗先天性葡萄膜外翻继发性青光眼，且针对其继发性青光眼的可能机制，尝试了类似于虹膜角膜内皮综合征继发性青光眼在穿透性 Schlemm 管成形术中的后房型滤过通道的建立方式。

笔记

病例 1

【基本信息】

患者，男性，6 岁。主诉：体检发现左眼眼压升高 16 天。

患者 16 天前于我院斜弱视科就诊发现左眼眼压升高（右眼 9.5 mmHg，左眼 30.3 mmHg），转诊青光眼科就诊，诊断为"左眼继发性青光眼、左眼先天性葡萄膜外翻"，予以布林佐胺、他氟前列素滴眼液降眼压治疗，建议患者行手术治疗，遂门诊拟"左眼继发性青光眼、左眼先天性葡萄膜外翻"收治入院。

既往史：患者自出生时发现左眼外斜视，左眼上睑略下垂，长期于外院就诊随访。

家族史：姐姐双眼斜视、弱视、高度散光（具体不详）。

【眼科检查】

Vacc：右眼 +2.25/−1.00×180=0.9，左眼 +3.25/−2.50×180=0.6。眼压：右眼 18 mmHg，左眼 19 mmHg。左眼上睑下垂，左眼外斜。右眼结膜无充血水肿，角膜透明，中央前房深度可，周边前房约 1CT，房水闪辉（−），虹膜纹理清，瞳孔圆，直径约 3 mm（图 5-9-1），对光反射存，晶状体透明，玻璃体透明。眼底检查（配合欠佳）：小瞳下隐约见眼底视乳头界清，色淡红，C/D=0.7（图 5-9-2），黄斑中心凹反光未见，后极部视网膜平伏。左眼结膜无充血，角膜透明，中央前房深度可，房水清，虹膜纹理清晰，瞳孔圆，直径约 3 mm，对光反射存，瞳孔边缘可见虹膜外翻及色素沉积（图 5-9-1），晶状体透明，玻璃体透明。眼底检查（配合欠佳）：小瞳下隐约见眼底视乳头界清，色淡红，C/D 约 0.9（图 5-9-2），黄斑中心凹反光未见，后极部视网膜平伏。

【辅助检查】

房角镜：右眼：静态下观察全周房角 W，动态下观察全周房角开放（配合欠佳）。左眼：静态下观察周边房角 N Ⅳ，动态下观察全周房角 1-2 点半位方向开放、余关闭（配合欠佳）。

IOL-Master：右眼眼轴 21.68 mm，左眼眼轴 23.14 mm。

角膜内皮镜：右眼 2360 个 /mm^2，角膜厚度 577μm，左眼 2623 个 /mm^2，角膜厚度 559 μm。

UBM（图 5-9-3）：左眼前房轴深 2.87 mm，左眼颞侧及颞上方虹膜后凹，1-2 点半位虹膜根部附着于睫状体前段，房角开放，余象限虹膜根部与角膜接触，房角关闭。

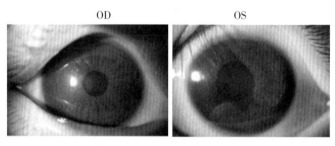

图 5-9-1　双眼眼前段照相

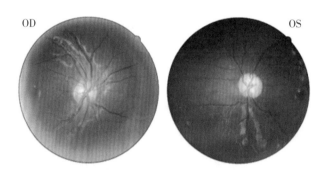

图 5-9-2　双眼眼底照相

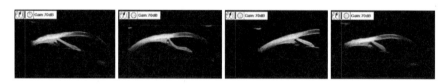

图 5-9-3　左眼 UBM 图像

【诊断】

左眼继发性青光眼、左眼先天性葡萄膜外翻、左眼间歇性外斜视、左眼上睑下垂、双眼屈光不正。

【诊疗经过】

患者入院后在全身麻醉下行左眼穿透性 Schlemm 管成形术，术中通过光纤导管进行 360° Schlemm 管的扩张，同时切除前部小梁及部分透明的角巩膜缘组织，并切除部分周边虹膜，前房可见虹膜周切口通畅，紧密缝合巩膜瓣及结膜瓣。该病例术中未采取增殖膜拦截技术，行常规手术步骤。术后 1 天，左眼滤过泡弥散隆起，可见少量前房积血；术后 2 天前房积血自行吸收。术后住院期间左眼眼压水平维持在 7 mmHg 左右，未使用降眼压药物。

【随访】

出院后患者进行术后 1 周、1 个月、3 个月、6 个月及此后每半年定期随访复查，目前随访至术后 1 年半，患者术眼眼压水平维持在 10.5～15.5 mmHg，其间均未使用任何降眼压药物（图 5-9-4）。术后未见明显滤过泡，可见虹膜周切口和前房型内滤过口（图 5-9-5）。

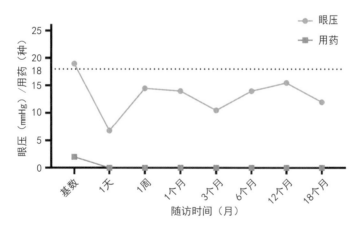

图 5-9-4　左眼术前基线及术后各随访点眼压、降眼压药物水平数量变化

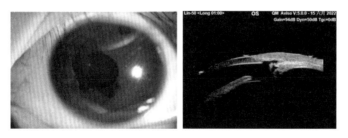

图 5-9-5　左眼末次随访眼前段照相及 UBM 图像

病例 2

【基本信息】

患者，男性，11 岁。主诉：体检发现左眼眼压升高 2 年余。

患者 2 年前体检时发现左眼眼压高，无视物模糊、无恶心呕吐、无畏光流泪等症状，曾就诊于北京某医院，诊断为"左眼继发性青光眼"，予以降眼压药物治疗（具体不详），自诉眼压控制尚可。现患者及家属为求进一步诊治来我院就诊，门诊拟"左眼继发性青光眼"收治入院。

【眼科检查】

VAsc：右眼 0.8，左眼 0.6；VAcc：右眼 –1.00=1.0，左眼 +0.50/–1.00×165=1.0。眼压：右眼 13.7 mmHg，左眼 26.8 mmHg。右眼结膜无充血，角膜透明，中央前房深度可，周边前房约 1/3CT，房水清，虹膜纹理清晰（图 5-9-6），瞳孔圆，直径约 3 mm，对光反射存，晶状体透明，玻璃体絮状混浊，小瞳下隐约见眼底视乳头界清，色红，C/D 约 0.3（图 5-9-7），黄斑中心凹反光未见，后极部视网膜平伏。左眼结膜无充血，角膜透明，中央前房深度可，周边前房约 1/3CT，房水清，虹膜纹理清晰，全周瞳孔缘色素外翻（图 5-9-6），瞳孔圆，直径约 3 mm，对光反射迟钝，晶状体透明，玻璃体絮状混浊，小瞳下隐约见眼底视乳头界清，色红，C/D 约 0.8（图 5-9-7），黄斑中心凹反光未见，后极部视网膜平伏。

【辅助检查】

房角镜：右眼：静态下观察全周房角 W，动态下观察全周房角开放。左眼：静态下观察全周房角 N Ⅳ，动态下观察 3 点位房角开放，余房角粘连关闭。

角膜内皮镜：右眼 3290 个 /mm²，角膜厚度 536 μm；左眼 3230 个 /mm²，角膜厚度 563 μm。

IOL-Master：右眼眼轴 24.75 mm，角膜横径 11.78 mm；左眼眼轴 24.60 mm，角膜横径 11.78 mm。

UBM（图 5-9-8）：左眼前房轴深 3.18 mm，左眼上方、下方、鼻侧周边虹膜与角膜接触，房角关闭；颞侧虹膜根部附着于睫状体前段，房角宽，下方、颞侧红肿痛探及囊样无回声区。

OD　　　　　　　　　　　　　OS

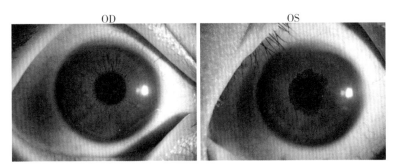

图 5-9-6　双眼眼前段照相

OD　　　　　　　　　　　　　OS

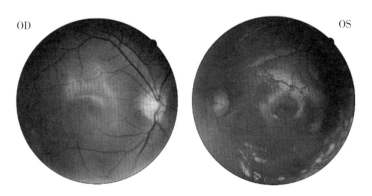

图 5-9-7　双眼眼底照相

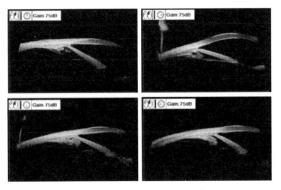

图 5-9-8　左眼 UBM 图像

【诊断】

左眼继发性青光眼、左眼先天性葡萄膜外翻、双眼睫状体囊肿。

【诊疗经过】

患者入院后于全身麻醉下行左眼穿透性 Schlemm 管成形术，术中通过光纤导管进行 360° Schlemm 管的扩张，同时切除前部小梁及部分透明角巩膜缘组织，并切除部分周边虹膜，保持紧密缝合巩膜瓣及结膜瓣。该病例术中在房角关闭的上方行增殖膜拦截技术，形成稳定高位 PAS。术后当天患者左眼眼压偏低（6.7 mmHg）、滤过泡弥散隆起、前房浅伴前房积血，予以复方托吡卡胺散瞳处理。术后 3 天行左眼 B 超提示脉络膜脱离？术后 10 天前房积血自行吸收，眼压正常为 10.1 mmHg。

【随访】

术后患者进行 1 周、1 个月、3 个月、6 个月及此后每半年定期复查，术后 1 年患者随访眼压维持在 11 mmHg，均未使用任何降眼压药物（图 5-9-9）；患者术眼滤过泡扁平，虹膜周切口不可见，UBM 扫描可见后房型内滤过口（图 5-9-10）。

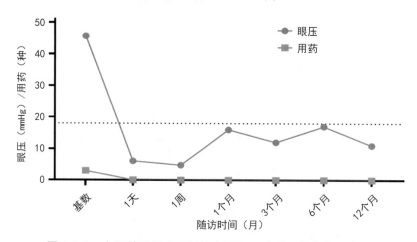

图 5-9-9　左眼基线及术后随访点眼压、降眼压药物数量变化

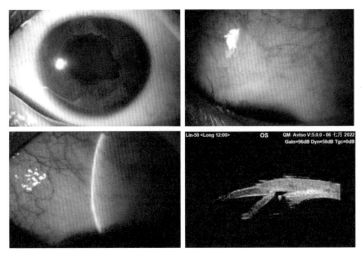

图 5-9-10　末次随访左眼眼前段照相及 UBM 图像

【小结】

以上 2 个病例向大家分享了穿透性 Schlemm 管成形术在先天性葡萄膜外翻继发性青光眼中的临床应用。基于此类疾病可能的发病机制之一——膜样组织覆盖前房角或者虹膜血管增生形成膜化物牵拉关闭房角，我们团队也探索性地进行手术改良，病例 1 采用该术式在闭角型青光眼的常规治疗方式，术后形成前房型内滤过口；病例 2 则借鉴该术式在 ICE 继发性青光眼中的治疗经验，结合增殖膜拦截技术，形成后房型滤过泡。目前两者均显示了良好术后疗效，但两者是否存在差异有待进一步探究。目前我们团队共计收集到 6 例顺利行穿透性 Schlemm 管成形术的先天性葡萄膜外翻继发性青光眼患者，其中 2 例为后房型内滤过口，进行平均随访了 9.6 个月（3 ～ 18 个月），总体条件成功率与完全成功率均为 80%（1 例术后未满 3 个月不纳入分析），未来也将进一步探究穿透性 Schlemm 管成形术在先天性葡萄膜外翻继发性青光眼中的手术疗效。

参考文献

[1]　DOWLING J L, ALBERT D M, NELSON L B, et al. Primary glaucoma associated with iridotrabecular dysgenesis and ectropion uveae［J］.

笔记

139

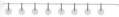
Ophthalmology，1985，92（7）：912-921.

[2]　RITCH R，FORBES M，HETHERINGTON J，et al. Congenital ectropion uveae with glaucoma［J］. Ophthalmology，1984，91（4）：326-331.

[3]　KUMAR V，KUMAR K，CHANANA B，et al. Congenital ectropion uveae with iris coloboma and telecanthus［J］. Contact Lens & Anterior Eye，2011，34（3）：147-148.

[4]　黄婧，石小佳，张文松. 先天性葡萄膜外翻继发青光眼一例［J］. 中华眼视光学与视觉科学杂志，2020，22（1）：69-71.

[5]　FUTTERWEIT W，RITCH R，TEEKHASAENEE C，et al. Coexistence of Prader-Willi syndrome，congenital ectropion uveae with glaucoma，and factor XI deficiency［J］. Jama，1986，255（23）：3280-3282.

[6]　杨甜，刘学群. 先天性葡萄膜外翻继发性青光眼一例［J］. 眼科，2012，21（2）：101.

[7]　LIM F P M，HO C L. Long-term treatment outcomes for congenital ectropion uveae with ptosis and glaucoma［J］. Journal of AAPOS，2020，24（6）：369-371.

[8]　ARAD T，HOFFMANN E M，PROKOSCH-WILLING V，et al. XEN-augmented baerveldt implantation for refractory childhood glaucoma：a retrospective case series［J］. Journal of Glaucoma，2019，28（11）：1015-1018.

[9]　CHEN M，LI Y，CHENG B，et al. CO_2 Laser-assisted sclerectomy vs. microcatheter-assisted trabeculotomy in the management of a bilateral congenital ectropion uveae with glaucoma：a case report and literature review［J］. Frontiers in Medicine，2022，9：902716.

第十节　Axenfeld–Rieger 综合征继发性青光眼

Axenfeld–Rieger 综合征（Axenfeld–Rieger syndrome，ARS）又称前房劈裂综合征、角膜后胚胎环综合征，是双眼发育性缺陷，伴有或不伴有全身发育异常的一组发育性疾病，多表现为眼部、颅面、牙齿和脐周的异常。Axenfeld 异常：指局限于眼前段周边部的缺陷；Rieger 异常：指眼前段周边部的异常伴虹膜改变；Rieger 综合征：指同时具有眼部异常及眼部以外的全身发育缺陷，但由于这三者有相似的前房异常，故统称为 Axenfeld–Rieger 综合征。其继发性青光眼比率高，多为常染色体显性遗传（*PITX2* 和 *FOXC1* 是最常见致病基因），有家族史，也有散发病例的报道。流行病学研究发现新生儿患病率在 1/100000 ～ 1/50000，男女发病未见差异。

由于此类患者房角发育异常，导致药物治疗眼压波动较大，眼压控制效果不佳，大多需行手术治疗。既往对婴幼儿的继发性青光眼多采用小梁切开术进行治疗，对成年患者则多采用小梁切除术或引流阀植入术。但术后仍存在较多患者眼压控制不佳，尤其是合并小角膜异常的患者。穿透性 Schlemm 管成形术通过剪除角巩膜缘组织，直接沟通前房和 Schlemm 管断端开口，避开了异常发育房角的房水流出阻力，理论上可以良好地控制患者眼压。因此本篇将向大家介绍穿透性 Schlemm 管成形术在 ARS 患者中应用的典型病例。

病例 1

【基本信息】

患儿，男性，7 岁，足月剖宫产。主诉：左眼视物模糊半年。

患儿半年前无明显诱因下出现左眼视物模糊，无眼红、眼痛

笔记

等不适症状，无恶心、呕吐，无畏光、流泪、眼部分泌物增多，无视物遮幕感等症状，曾就诊于北京某医院，发现左眼眼压高，为41 mmHg，诊断为"左眼青光眼"，未予以治疗。后又去济南某医院就诊，查左眼眼压仍高，予以降眼压药物治疗（具体不详）。家长诉用药后左眼眼压偶有偏高，其间曾服用中药（具体不详）治疗，后定期于我院门诊复查，予以盐酸卡替洛尔、拉坦前列素、布林佐胺滴眼液进行降眼压治疗，自诉视力无提高。现患儿用药后左眼眼压控制仍欠佳，遂至我院门诊就诊，以"左眼继发性青光眼、双眼 Axenfeld–Rieger 综合征"收治入院。

既往史：1 岁时家长发现患儿牙齿异常，排列稀疏（图 5-10-1）；双眼黑眼球形状异常，曾至综合医院就诊，未予进一步诊治；曾因"频繁眨眼、四肢抽动"于外院就诊，诊断为"抽动障碍"，予以可乐定等治疗后症状减轻。

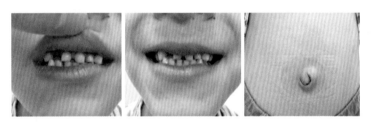

图 5-10-1　患儿全身 ARS 表现

【眼科检查】

VAsc：右眼 0.8^{+3}，左眼 0.12；VAcc：右眼 +0.75/−1.50×140=1.0，左眼 +1.00，矫正无提高。眼压：右眼 13.1 mmHg，左眼 33.7 mmHg。右眼结膜无充血，角膜透明，中央前房深，颞侧上方周边前房消失，下方前房浅＜1/4CT，房水清，10 点、5–7 点位局部虹膜前粘连，1 点位见 1 个大小约 3 mm×3 mm×2 mm 的三角形虹膜基质萎缩，瞳孔呈泪滴状，大小 6 mm×2 mm（图 5-10-2），对光反射消失，晶状体透明，前表面散在色素性颗粒沉着，玻璃体及眼底不配合（图 5-10-3）。左眼结膜无充血，角膜透明，中央前房深，颞侧周边前房浅小于 1/4CT，鼻侧周边前房消失，房水清，鼻侧及下方局部虹膜前粘连，瞳孔欠圆，向鼻下方移位，大小约 3 mm×3 mm，瞳孔缘距鼻下方角膜缘约 1 mm（图 5-10-2），对光反射消失，3 点位见 1 个大小 5 mm×2 mm 的长椭圆形虹膜基质萎缩，其内见 1 个大小 2 mm×1 mm 的全层虹膜缺损，晶状体透明，前表面散在色素性颗粒沉着，玻璃体及眼底不配合（图 5-10-3）。全身查体可见牙齿异常，排列稀疏；脐周赘皮。

【辅助检查】

IOL-Master：右眼眼轴 22.70 mm，左眼眼轴 25.13 mm（双眼眼轴差异大）。

角膜内皮镜：右眼 2272 个 /mm²，左眼 1431 个 /mm²。

视乳头 OCT：左眼 RNFL 降低，右眼 RNFL 基本正常反射。

黄斑 OCT：双眼黄斑区视网膜各层形态基本可。

视野（图 5-10-4）：右眼：MD-3.78 dB，VFI 99%；左眼：MD-14.33 dB，VFI 77%。

UBM（图 5-10-5）：左眼虹膜、睫状体形态异常、薄变；左眼前粘连；左眼房角形态异常（右眼患儿不配合）。

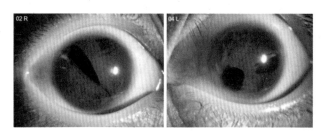

图 5-10-2　双眼眼前段照相

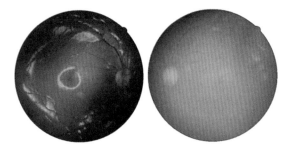

图 5-10-3　双眼眼底照相

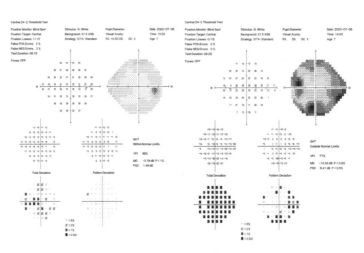

图 5-10-4　双眼视野

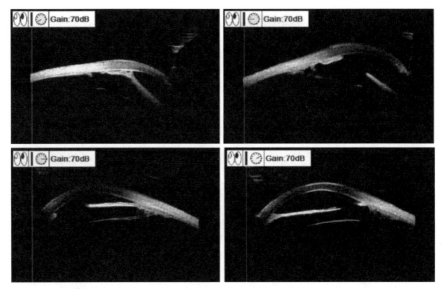

图 5-10-5　左眼 UBM（右眼患儿不配合）

【诊断】

左眼继发性青光眼、双眼 Axenfeld–Rieger 综合征。

【诊疗经过】

患儿入院后于全身麻醉下行左眼穿透性 Schlemm 管成形术，术中通过光纤导管进行 360° Schlemm 管的扩张，同时切除前部小梁及部分角巩膜缘组织，并切除部分周边虹膜，紧密缝合巩膜瓣及结膜瓣。术后 1 天术眼眼压为 12.0 mmHg，未使用降眼压药物，未见术后并发症。

【随访】

出院后患儿进行术后 1 周、1 个月、3 个月、6 个月及此后每半年定期随访复查，未见术后短暂性高眼压出现，目前随访至术后两年半（图 5-10-6），末次眼压控制在 19 mmHg，随访期间未使用降眼压药物，且滤过泡扁平。

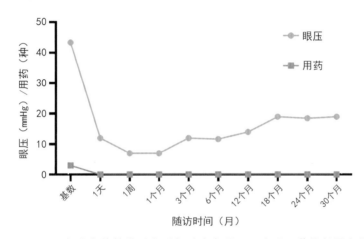

图 5-10-6　左眼术前基线及术后各随访点眼压、降眼压药物数量变化

病例 2

【基本信息】

患者，男性，17 岁。主诉：双眼视物不清 4 年余，右眼视物不清加重伴眼痛 2 月余。

患者 4 年余前无明显诱因下出现双眼视物不清，无畏光、流泪、眼部分泌物增多等症状，于我院门诊就诊，发现双眼眼压高（右眼 29.5 mmHg；左眼 31.9 mmHg），诊断为"双眼青光眼"，予以布林佐胺、曲伏前列素滴眼液进行降眼压治疗，患者诉用药后双眼眼压控制可，视物未见明显好转。2 月余前患者无明显诱因下出现右眼视物不清加重，伴有右眼胀痛，于我院门诊就诊，发现右眼眼压控制不

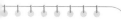

佳，且右眼视野检查提示视野损害进展，遂门诊以"继发性青光眼、Axenfeld–Rieger 综合征"收治入院。

既往史：患者 2 年前外院基因检测发现 *PITX2* 有突变，确诊为"Axenfeld–Rieger 综合征"。患儿牙齿异常，排列稀疏（发现时间不详）（图 5-10-7）。

【眼科检查】

VAsc：右眼 0.1，左眼 0.1；VAcc：右眼 –8.25/–0.75 × 170=1.0，左眼 –8.25/–1.50 × 5=1.0。眼压：右眼 21.0 mmHg，左眼 21.1 mmHg。右眼结膜无充血，角膜透明，上方巩膜可见色素沉着，中央前房深，周边前房约 1/2CT，房水清，虹膜纹理清，瞳孔圆，直径约 3 mm，对光反射存，晶状体透明，玻璃体絮状混浊，小瞳下隐约见眼底视乳头界清，色红，C/D 约 0.6，黄斑中心凹反光未见，后极部视网膜平伏。左眼结膜无充血，角膜透明，中央前房深，周边前房约 1/2CT，房水清，虹膜纹理清晰，瞳孔圆，直径约 3 mm，对光反射存，晶状体透明，玻璃体絮状混浊，小瞳下隐约见眼底视乳头界清，色红，C/D 约 0.7，黄斑中心凹反光未见，后极部视网膜平伏。全身查体可见牙齿排列稀疏，脐周上皮未见明显赘皮（图 5-10-7）。

【辅助检查】

房角镜：双眼静态下观察周边虹膜根部靠前，睫状体带窥不清，动态下观察全周房角开放。

IOL–Master：右眼眼轴 28.82 mm，左眼眼轴 28.90 mm。

角膜内皮镜：右眼 2908 个 /mm²，左眼 2972 个 /mm²。

黄斑 OCT（图 5-10-8）：右眼黄斑区视网膜走行不平，神经上皮层可见劈裂；左眼黄斑区视网膜神经上皮层可见劈裂。

视乳头 OCT：双眼视乳头 RNFL 降低。

B 超：双眼玻璃体混浊。

视野（图 5-10-9）：右眼：MD-8.74 dB，VFI 86%；左眼：MD-5.21 dB，VFI 92%。

UBM（图 5-10-10）：双眼房角开放，睫状体较薄。

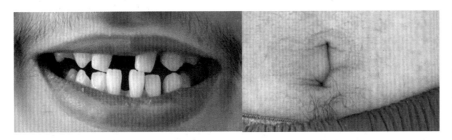

图 5-10-7　患者全身牙齿及脐周 ARS 表现

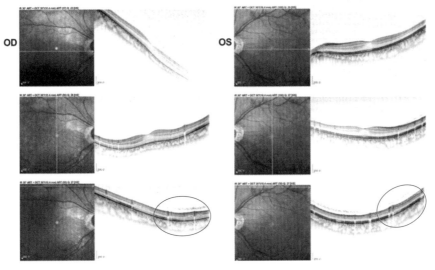

图 5-10-8　双眼黄斑 OCT

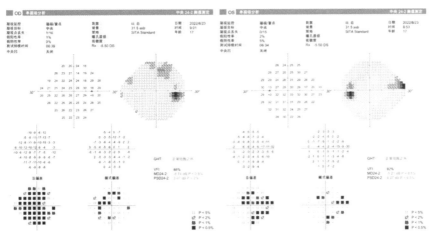

图 5-10-9　双眼视野

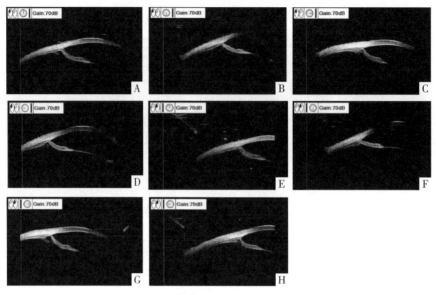

图 5-10-10　双眼 UBM

【诊断】

双眼继发性青光眼、双眼 Axenfeld–Rieger 综合征、双眼高度近视、双眼黄斑劈裂。

【诊疗经过】

患者入院后于局部麻醉下行右眼穿透性 Schlemm 管成形术，术中通过光纤导管进行 360° Schlemm 管的扩张，从 Schlemm 管一侧缓慢插入，绕角膜一周，同时切除前部小梁及部分角巩膜缘组织，并切除部分周边虹膜，保持紧密缝合巩膜瓣及结膜瓣。术后 1 天前房少量血性房水，滤过泡平坦，眼压为 9.2 mmHg，术后 1 周复查血性房水自行吸收。

【随访】

术后患者进行 1 周、1 个月、3 个月、6 个月定期复查，目前完成术后半年随访，末次随访眼压维持在 13 mmHg，随访期间未使用降眼压药物（图 5–10–11），术眼滤过泡扁平（图 5–10–12）。

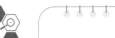

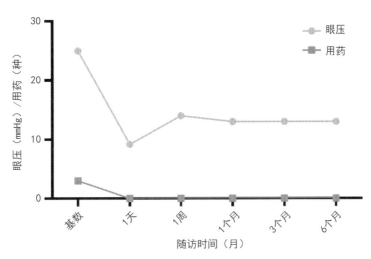

图 5-10-11　右眼术前基线及术后各随访点眼压、降眼压药物数量变化

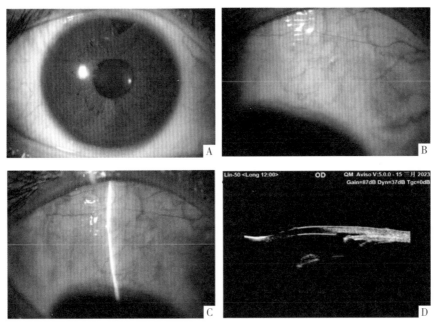

A、B、C.眼前段照相可见术后周边虹膜周切口，上方滤过泡平坦；
D.UBM 检查提示内滤过口与前房直接沟通，未见明显滤过泡。

图 5-10-12　右眼术后半年眼前段照相及 UBM 图像

【小结】

上述 2 例 ARS 继发性青光眼患者病例显示穿透性 Schlemm 管成形术可以良好地控制患者术后眼压情况。目前我们团队共计前瞻性收集了 12 例行穿透性 Schlemm 管成形术的 ARS 继发性青光眼患者，进行平均随访了 22.67 个月（3～48 个月），总体的条件成功率为83.3%，完全成功率为 66.7%。由此可见，穿透性 Schlemm 管成形术在 ARS 继发性青光眼中具有良好的初步手术疗效，且手术安全，未见严重并发症出现，这可能是治疗 ARS 继发性青光眼的一种新的青光眼手术方式。

参考文献

[1]　REIS L M, MAHESHWARI M, CAPASSO J, et al. Axenfeld-Rieger syndrome：more than meets the eye［J］. Journal of Medical Genetics, 2023, 60（4）：368-379.

[2]　SHIELDS M B. Axenfeld-Rieger syndrome：a theory of mechanism and distinctions from the iridocorneal endothelial syndrome［J］. Transactions of The American Ophthalmological Society, 1983, 81：736-784.

[3]　沈际颖，张伟英，郭海科. Axenfeld-Rieger 综合征继发青光眼 15 例临床分析［J］. 国际眼科杂志，2020，20（4）：740-744.

[4]　BADNAWARE S, SRIVASTAVA V K, CHANDEL M, et al. Dental and craniofacial manifestation of axenfeld-rieger syndrome：a case report［J］. Cureus, 2022, 14（6）：e26442.

[5]　SEIFI M, WALTER M A. Axenfeld-Rieger syndrome［J］. Clinical Genetics, 2018, 93（6）：1123-1130.

[6]　ZEPEDA E M, BRANHAM K, MOROI S E, et al. Surgical outcomes of glaucoma associated with Axenfeld-Rieger syndrome［J］. BMC Ophthalmology, 2020, 20（1）：172.

第十一节　斯德奇 – 韦伯综合征
继发性青光眼

斯德奇 – 韦伯综合征（Sturge–Weber syndrome，SWS）是一种罕见、散发的神经皮肤异常，典型病例特征是毛细血管畸形，是一种斑痣性错构瘤，患病率在 1∶50 000 ～ 1∶20 000。48% ～ 71% 的患者可伴随继发性青光眼表现，通常只累及皮肤血管畸形的同侧眼睛，目前研究认为婴幼儿期发病的患儿主要是中胚叶发育异常导致前房角发育欠佳，房水流出阻力增大导致眼压升高；儿童期及成年发病的患者则多因动静脉短路导致上巩膜静脉压增高导致眼压升高。由于药物治疗效果有限，手术治疗常常是主要的治疗手段，其中针对婴幼儿期发病患者，房角切开术或小梁切开术被认为是首选方法；成年患者的手术方式则包括小梁切除术、引流阀植入术等。而穿透性 Schlemm 管成形术作为一种内引流手术，研究结果已经显示其在以房角发育不佳的儿童青光眼患者中的良好疗效，因此，我们团队探究其在 SWS 继发性青光眼患者中的疗效，以下是其治疗的典型病例。

病例 1

【基本信息】

患儿，女性，3 个月。主诉：家长发现双眼眼球大且灰白 1 个月。

患儿家长 1 个月前发现患儿双眼眼球大，呈灰白色，伴畏光流泪，于外院就诊，发现双眼眼压高（具体不详），诊断为"双眼继发性青光眼、斯德奇 – 韦伯综合征"，遂至我院就诊，建议手术治疗，门诊拟"双眼继发性青光眼、斯德奇 – 韦伯综合征"。

既往史：足月顺产。

【眼科检查】

VAsc：OU 不配合。眼压：右眼 16.0 mmHg，左眼 21.6 mmHg。右眼结膜轻度充血，角膜轻度水肿，中央前房深，房水清，虹膜纹理清，瞳孔圆，直径约 3 mm，晶状体透明，玻璃体及眼底欠配合。左眼结膜无充血，角膜灰白色水肿，隐见中央前房深，房水清，虹膜纹理清晰，瞳孔圆，直径约 3 mm，晶状体透明，玻璃体及眼底欠配合。

双侧颜面部皮肤可见血管痣（图 5-11-1）。

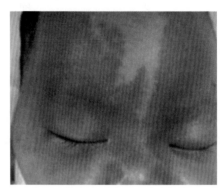

图 5-11-1　患儿颜面部照相

【辅助检查】

头颅 MRI（外院）：①右侧顶叶脑白质区 $T_2WI-FLAIR$ 呈低信号影，性质待定。②双侧顶叶脑沟区强化不对称，左侧血管影较对侧增多，左侧半卵圆强化小结节，血管瘤或血管畸形？其他？③右侧眼睑区异常信号，血管瘤？

B 超：右眼眼轴 18.9 mm，左眼眼轴 18.2 mm。

【诊断】

双眼继发性青光眼、斯德奇 – 韦伯综合征。

【诊疗经过】

入院后患儿眼压在 3 种降眼压药物下仍无法控制，遂在全身麻醉下行双眼穿透性 Schlemm 管成形术，术中可见双眼巩膜壁交通吻合血管（图 5-11-2），通过光纤导管进行 360° Schlemm 管的扩张，切除部分前部小梁及部分透明角巩膜缘组织，并切除部分周边虹膜，紧密缝合巩膜瓣及结膜瓣。术中见前房稍浅，予以注入无菌空气，术后患儿视力可追光，术后 4 天出院眼压正常（右眼 13.2 mmHg；左眼 14.8 mmHg），未见术后并发症出现。

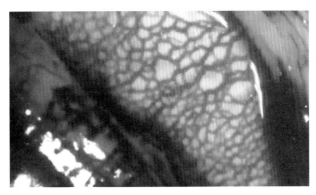

图 5-11-2　术中巩膜表面照相

【随访】

出院后患儿进行术后 1 周、1 个月、3 个月、6 个月及此后每半年定期随访复查，目前随访至术后 2 年，眼压保持正常，术后均未使用任何降眼压药物（图 5-11-3），术后 1 年半监测眼轴（右眼 19.8 mm，左眼 20.8 mm）。

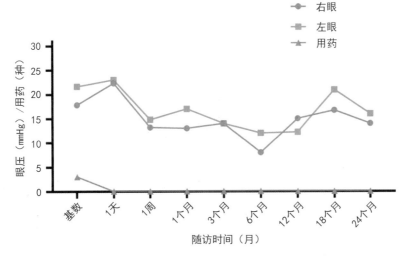

图 5-11-3　双眼术前基线及术后各随访点眼压、降眼压药物数量变化

病例 2

【基本信息】

患儿，男性，2 个月。主诉：家长发现患儿左眼眼球灰白且角膜较大。

患儿家长发现患儿自出生后左眼眼球灰白，角膜较大，就诊于我院，诊断为"左眼继发性青光眼、斯德奇 – 韦伯综合征"，建议左眼手术治疗，门诊拟"左眼继发性青光眼、斯德奇 – 韦伯综合征"收治入院。

【眼科检查】

VAsc：OU 不配合。眼压：右眼 Tn，左眼 20.4 mmHg。右眼结膜无充血，角膜清，前房深，虹膜纹理清，瞳孔圆，直径约 3 mm，对光反射存，晶状体透明，余欠配合。左眼结膜无充血，角膜直径较对侧眼大，轻度混浊，房水清，虹膜纹理清晰，瞳孔圆，直径约 3 mm，对光反射存，晶状体透明，玻璃体及眼底欠配合。

左眼颜面部皮肤可见鲜红斑痣。

【辅助检查】

心脏彩超（外院）：卵圆孔未闭。

B 超（图 5-11-4）：双眼见明显异常声像。

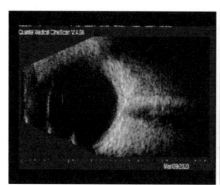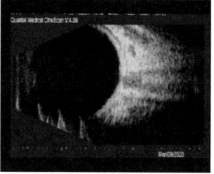

图 5-11-4　双眼 B 超

【诊断】

左眼继发性青光眼、斯德奇 – 韦伯综合征。

【诊疗经过】

患儿入院后于全身麻醉下行左眼穿透性 Schlemm 管成形术，术中通过光纤导管进行 360° Schlemm 管的扩张，切除前部小梁及部分角巩膜缘组织，并切除部分周边虹膜，保持紧密缝合巩膜瓣及结膜瓣，术后未见并发症发生。

【随访】

术后患儿进行 1 周、1 个月、3 个月、6 个月及此后每半年定期复查，目前随访至术后 2 年，眼压控制可，均未使用降眼压药物（图 5-11-5）。

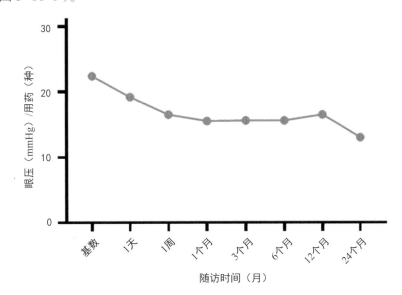

图 5-11-5　患者术后随访眼压变化

【小结】

以上 2 例均是婴幼儿 SWS 患者在早期即表现为继发性青光眼，受限于患儿的配合程度，无法很好展示病例的具体临床特征，主

155

要聚焦在术后随访眼压及降眼压药物数量指标上，从随访结果可见2 例患儿在手术后均得到良好的手术控制。目前我们团队共计入组7 例（8 眼）SWS 继发性青光眼患者，截止末次随访，2 眼眼压失控，6 眼眼压控制佳，其中 4 眼未使用降眼压药物。但由于目前收集到的病例数较少，穿透性 Schlemm 管成形术在该类继发性青光眼中的疗效还有待进一步的观察。

参考文献

[1] THOMAS-SOHL K A, VASLOW D F, MARIA B L. Sturge-Weber syndrome: a review [J]. Pediatric Neurology, 2004, 30 (5): 303-310.

[2] 吴越，郭文毅. Sturge-Weber 综合征继发性青光眼的研究进展 [J]. 中华眼科杂志, 2018, 54 (3): 229-233.

[3] COMI A M. Update on Sturge-Weber syndrome: diagnosis, treatment, quantitative measures, and controversies [J]. Lymphatic Research and Biology, 2007, 5 (4): 257-264.

[4] WAELCHLI R, AYLETT S E, ROBINSON K, et al. New vascular classification of port-wine stains: improving prediction of Sturge-Weber risk [J]. The British Journal of Dermatology, 2014, 171 (4): 861-867.

[5] SULLIVAN T J, CLARKE M P, MORIN J D. The ocular manifestations of the Sturge-Weber syndrome [J]. Journal of Pediatric Ophthalmology and Strabismus, 1992, 29 (6): 349-356.

[6] SUJANSKY E, CONRADI S. Sturge-Weber syndrome: age of onset of seizures and glaucoma and the prognosis for affected children [J]. Journal of Child Neurology, 1995, 10 (1): 49-58.

[7] SHIAU T, ARMOGAN N, YAN D B, et al. The role of episcleral venous pressure in glaucoma associated with Sturge-Weber syndrome [J]. Journal of AAPOS, 2012, 16 (1): 61-64.

[8] WEISS D I. Dual origin of glaucoma in encephalotrigeminal haemangiomatosis [J]. Transactions of The Ophthalmological Societies of The United Kingdom, 1973, 93 (0): 477-493.

[9] PATRIANAKOS T D, NAGAO K, WALTON D S. Surgical management of glaucoma with the sturge weber syndrome [J]. International Ophthalmology Clinics, 2008, 48 (2): 63-78.

[10] WU Y, YU R, CHEN D, et al. Early trabeculotomy ab externo in treatment of Sturge-Weber syndrome [J]. American Journal of Ophthalmology, 2017, 182: 141-146.

[11]　ABDOLRAHIMZADEH S，FAMELI V，MOLLO R，et al．Rare diseases leading to childhood glaucoma：epidemiology，pathophysiogenesis，and management［J］．Biomed Research International，2015．

[12]　HAMUSH N G，COLEMAN A L，WILSON M R．Ahmed glaucoma valve implant for management of glaucoma in Sturge–Weber syndrome［J］．American Journal of Ophthalmology，1999，128（6）：758–760．

[13]　LE R，XIE Y，CHENG H，et al．Outcomes of penetrating canaloplasty in childhood glaucoma［J］．Journal of Glaucoma，2023，32（1）34–39．

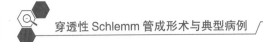

第十二节　青光眼睫状体炎综合征

青光眼睫状体炎综合征又称青光眼睫状体危象，简称青睫综合征，1948 年 Posner 和 Schlossmann 详细描述了这一疾病特点，又称 Posner–Schlossmann 综合征（Posner–Schlossman syndrome，PSS），是轻度非肉芽肿性前葡萄膜炎伴开角型青光眼的一种特殊形式，以反复发作的眼压急剧升高为特征，病因及发病机制不明。流行病学调查显示其以男性发病更多见，发病年龄相对较轻，在不同地区其发病率不一致，欧洲地区发病率较低，亚洲地区发病率较高。目前以对症治疗为主，即控制前房炎症和降低发作期眼压。若患者表现为晚期视野损害，无法眼压通过药物控制也可进行手术治疗，但目前的治疗都只能控制疾病症状，不能完全阻止其复发。

针对病程较长的顽固性 PSS，且无法通过药物控制眼压，并伴有渐进性视神经损害和视野损害者通常需要青光眼手术进行治疗，如小梁切除术、引流阀植入术等。目前研究显示青光眼手术可能无法阻止 PSS 的复发，但可以降低发作时眼压峰值，减缓视野损害的进展速度，术后复发频率可能会减少，目前仍需要更多研究来佐证。本篇将向大家介绍穿透性 Schlemm 管成形术在 PSS 患者中应用的典型病例。

病例 1

【基本信息】

患者，男性，50 岁。主诉：左眼眼红、胀痛伴视物模糊 20 年。

患者 20 年前无明显诱因下出现左眼眼红、胀痛、视物模糊，无恶心、呕吐，无畏光、流泪、眼部分泌物增多，无视物遮幕感等症状，曾就诊于当地医院，诊断为"左眼青光眼睫状体炎综合征"，予以醋酸泼尼松龙滴眼液眼后患者自诉症状缓解。半年前患者再次出现左眼眼红、胀痛、视物模糊，予以醋酸泼尼松龙滴眼液滴眼后症状无缓解，10 天前来我院门诊就诊，予以醋酸泼尼松龙、布林佐胺、酒石酸溴莫尼定、噻吗洛尔滴眼液滴眼，眼压仍控制不佳，遂门诊拟"左眼青光眼睫状体炎综合征"收治入院。

【眼科检查】

VAsc：右眼 0.8，左眼 0.3；Vacc：右眼 −0.50=0.9，左眼 +1.00/−1.50×85=0.3。眼压：右眼 18.7 mmHg，左眼 39.7 mmHg。右眼结膜无充血，角膜无水肿，周边前房约 1/2CT，虹膜纹理清晰，瞳孔呈横椭圆形，约 3 mm，对光反射存，晶状体轻度混浊，玻璃体絮状混浊。眼底检查：视乳头边界清晰，C/D=0.6，黄斑中心凹反光未见，后极部视网膜平伏。左眼结膜轻度充血，角膜瞳孔区可见色素性 KP（+++）（图 5-12-1），前房深度正常，虹膜纹理清晰，瞳孔圆，直径约 5 mm，对光反射存，晶状体中度混浊，玻璃体絮状混浊。眼底检查：视乳头边界清，色淡，C/D=0.85（图 5-12-2），黄斑中心凹反光未见，后极部视网膜平伏。

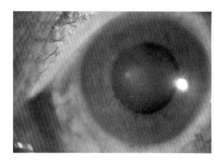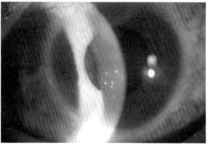

图 5-12-1　左眼眼前段照相

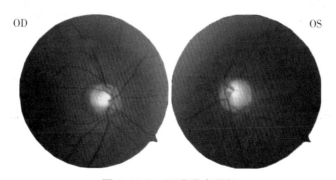

图 5-12-2　双眼眼底照相

【辅助检查】

IOL-Master：右眼眼轴 25.04 mm，左眼眼轴 24.88 mm。

角膜内皮镜：右眼 2711.20 个 /mm²，左眼 812.4 个 /mm²。

视乳头 OCT（图 5-12-3）：右眼 RNFL 厚度未见明显异常，左眼上方、下方及颞侧 RNFL 厚度广泛变薄。

视野（图 5-12-4）：右眼：MD –4.31 dB，VFI 93%；左眼：MD –23.39 dB，VFI 32%。

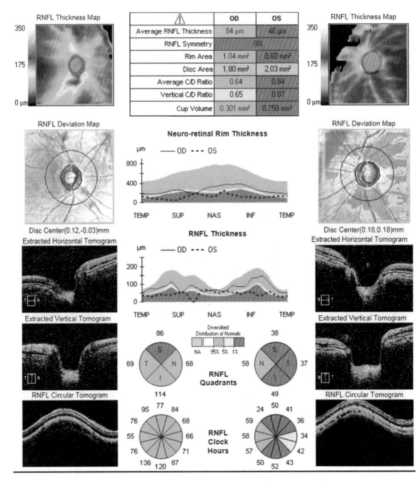

图 5-12-3　双眼视乳头 OCT

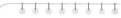

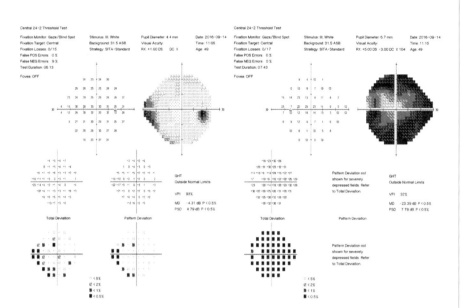

图 5-12-4　双眼视野

【诊断】

左眼青光眼睫状体炎综合征、左眼并发性白内障、右眼年龄相关性白内障。

【诊疗经过】

患者入院后于局部麻醉下行左眼穿透性 Schlemm 管成形术，术中通过光纤导管进行 360° Schlemm 管的扩张，同时切除前部小梁及部分角巩膜缘组织，并切除部分周边虹膜，紧密缝合巩膜瓣及结膜瓣。术后 1 天术眼眼压为 13.4 mmHg，未使用降眼压药物，未见术后并发症。

【随访】

出院后患者进行术后 1 周、1 个月、3 个月、6 个月及此后每半年定期随访复查，目前随访至术后 5 年半（图 5-12-5）。随访期间观察到术后 3 年半、4 年半及近 1 年（患者自诉）出现青睫综合征复发，患者均自行使用激素药物滴眼或降眼压药物治疗，目前末次随访（术后 5 年半）患者处于青睫综合征复发状态，眼压轻度升高，为 21.3 mmHg，未使用降眼压药物，后炎症得到控制眼压下降至正常 17.9 mmHg。

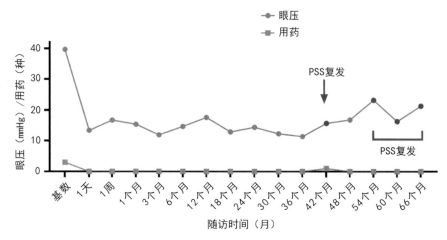

图 5-12-5　左眼术前基线及术后各随访点眼压、降眼压药物数量变化

病例 2

【基本信息】

患者，男性，54 岁。主诉：双眼反复眼红、眼胀 5 年余。

患者 5 年前无明显诱因下出现反复眼红、眼胀痛，至当地医院就诊，诊断为"双眼青光眼睫状体炎综合征"（具体不详），予以激素（氟米龙）、更昔洛韦抗病毒眼用制剂、布林佐胺、噻吗洛尔、酒石酸溴莫尼定等降眼压药物联合口服抗病毒药物（更昔洛韦胶囊）治疗，此后患者自诉眼红、眼胀痛反复发作，左眼降眼压药物下尚可控制（11.0 ～ 17.4 mmHg），右眼眼压持续控制不佳（23.1 ～ 34.9 mmHg），遂至我院门诊就诊，门诊拟"双眼青光眼睫状体炎综合征"收治入院。

既往史：2018 年 7 月患者因"双眼激素性白内障"于外院先后行"双眼飞秒激光辅助下微切口白内障超声乳化吸除术联合人工晶状体植入术"。

【眼科检查】

VAsc：右眼 1.0，左眼 0.8-3；VAcc：右眼 +0.50/–0.50×75=1.0，左眼 –0.75/–0.50×65=1.0–。眼压：右眼 24.4 mmHg，左眼 14.0 mmHg。

右眼结膜稍充血，角膜轻度水肿，后方可见 1 个羊脂状 KP（图 5-12-6），前房深，房水清，虹膜纹理清，瞳孔圆，直径约 3 mm，对光反射存，人工晶状体在位透明，玻璃体絮状混浊，小瞳下隐约见眼底视乳头界清，色可，C/D=0.4（图 5-12-7），黄斑中心凹反光未见，后极部视网膜平伏。左眼结膜无充血，角膜轻度水肿，后方可见 2 个陈旧性 KP（图 5-12-6），前房深，房水清，虹膜纹理清晰，瞳孔圆，直径约 3 mm，对光反射存，人工晶状体在位透明，玻璃体絮状混浊，小瞳下隐约见眼底视乳头界清，色可，C/D 约 0.6（图 5-12-7），黄斑中心凹反光未见，后极部视网膜平伏。

【辅助检查】

房角镜：右眼：静态下观察全周房角 W，动态下观察全周房角开放。左眼：静态下观察全周房角 W，动态下观察全周房角开放。

角膜内皮镜：右眼 454 个 /mm^2；左眼测不出。

视乳头 OCT：双眼 RNFL 厚度基本正常。

视野：右眼：MD –3.56 dB，VFI 95%；左眼：MD –1.86 dB，VFI 98%。

UBM（图 5-12-8）：双眼人工晶状体眼，双眼睫状体囊肿，双眼房角开放。

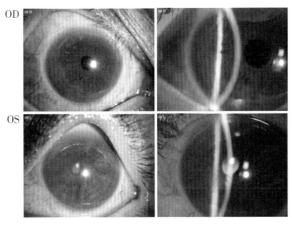

图 5-12-6　双眼眼前段照相

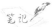

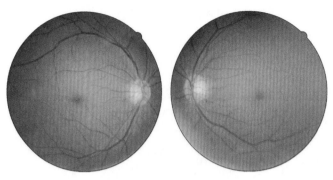

图 5-12-7　双眼眼底照相

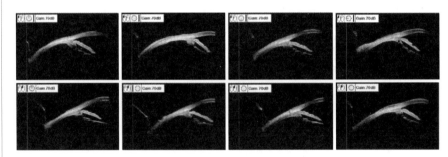

图 5-12-8　双眼 UBM

【诊断】

双眼继发性青光眼、双眼青光眼睫状体炎综合征、双眼人工晶状体眼、双眼睫状体囊肿。

【诊疗经过】

患者入院后于局部麻醉下行右眼穿透性 Schlemm 管成形术，术中通过光纤导管进行 360° Schlemm 管的扩张，一侧穿通受阻，另一侧穿通顺利，切除前部小梁及部分角巩膜缘组织，并切除部分周边虹膜，保持紧密缝合巩膜瓣及结膜瓣。术后 1 天前房少量血性房水，滤过泡弥散，眼压为 6.2 mmHg。术后 1 周复查血性房水自行吸收。术后 17 天复查滤过泡溪流征（＋），予以配戴角膜绷带镜，6天后取出复查示溪流征（－）。术后 1 个月出现术后短暂性高眼压（37 mmHg），予以加用酒石酸溴莫尼定滴右眼，后眼压逐渐下降，复测眼压正常，术后 2 个月停药。

笔记

【随访】

术后患者进行 1 周、1 个月、3 个月、6 个月及此后每半年定期复查，目前随访至术后 1 年半，患者术眼滤过泡扁平，眼压维持在 11～16 mmHg，早期未使用降眼压药物，目前患者不规律自行使用降眼压药物（图 5-12-9），持续使用更昔洛韦眼用制剂或联合口服抗病毒药物，随访期间未观察到 PSS 明显复发伴眼压升高表现。

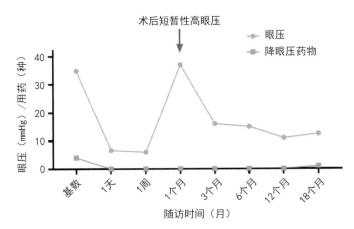

图 5-12-9   术眼术前基线及术后各随访点眼压、降眼压药物数量变化

【小结】

以上 2 例 PSS 病例显示穿透性 Schlemm 管成形术可以良好控制上述患者的眼压，且术后青睫综合征发作次数较少。我们团队前期也对穿透性 Schlemm 管成形术治疗眼压失控的 PSS 患者的病例系列进行了分析（13 例），发现术后眼压明显下降，1 年条件成功率在 84.6%，且术后发作期眼压水平下降。截至目前我们团队最新数据显示，前瞻性收集的 28 例行穿透性 Schlemm 管成形术的青光眼睫状体炎综合征继发性青光眼患者，3 例未完成 Schlemm 管全周穿通，余患者在平均随访 28.9 个月（3～66 个月）后，条件成功率为 72%（术后未满 3 个月者不纳入分析）。以上结果显示穿透性 Schlemm 管成形术可以良好控制 PSS 合并眼压失控患者的眼压，具有良好的降眼压效果，可成为治疗 PSS 患者的一种可行手术方式。

参考文献

[1]   POSNER A, SCHLOSSMAN A. Syndrome of unilateral recurrent attacks of glaucoma with cyclitic symptoms［J］. Archives of Ophthalmology, 1948, 39（4）: 517-535.

[2]   JAP A, SIVAKUMAR M, CHEE S P. Is Posner Schlossman syndrome benign?［J］. Ophthalmology, 2001, 108（5）: 913-918.

[3]   BRO T, TALLSTEDT L. Epidemiology of uveitis in a region of southern Sweden［J］. Acta Ophthalmol, 2020, 98（1）: 32-35.

[4]   PäIVöNSALO-HIETANEN T, TUOMINEN J, VAAHTORANTA-LEHTONEN H, et al. Incidence and prevalence of different uveitis entities in Finland［J］. Acta Ophthalmologica Scandinavica, 1997, 75（1）: 76-81.

[5]   JIANG J H, ZHANG S D, DAI M L, et al. Posner-Schlossman syndrome in Wenzhou, China: a retrospective review study［J］. The British Journal of Ophthalmology, 2017, 101（12）: 1638-1642.

[6]   陆道平, 奚冉冉. 青光眼睫状体炎综合征 177 例病例分析［J］. 中华眼科杂志, 1982, 18（1）: 34-37.

[7]   DARCHUK V, SAMPAOLESI J, MATO L, et al. Optic nerve head behavior in Posner-Schlossman syndrome［J］. International Ophthalmology, 2001, 23（4-6）: 373-379.

[8]   MARUYAMA K, MARUYAMA Y, SUGITA S, et al. Characteristics of cases needing advanced treatment for intractable Posner-Schlossman syndrome［J］. BMC Ophthalmology, 2017, 17（1）: 45.

[9]   MURATA K, ISHIDA K, OZAWA K, et al. The characteristics of Posner-Schlossman syndrome: a comparison in the surgical outcome between cytomegalovirus-positive and cytomegalovirus-negative patients［J］. Medicine, 2019, 98（48）: e18123.

[10] ARTINI W, BANI A P. The effectiveness of trabeculectomy with mitomycin C and releasable suture in posner-schlossman syndrome with secondary glaucoma: a case series［J］. Nigerian Journal of Clinical Practice, 2019, 22（1）: 138-143.

[11] KIM J H, LEE J Y, CHOI J A. Long-term prognosis for glaucoma in patients with Posner-Schlossman syndrome［J］. Graefe's Archive for Clinical and Experimental Ophthalmology, 2021, 259（12）: 3757-3767.

[12] CAMPANA F, CARAMELLO G, DALLORTO L, et al. Long-term efficacy of deep sclerectomy in Posner-Schlossman syndrome［J］. BMJ Case Reports, 2015.

[13] 林川琦, 江俊宏, 张绍丹, 等. 青光眼睫状体炎综合征［J］. 国际眼科纵览, 2020, 44（2）: 73-81.

[14] YE W, FU L, LI J, et al. Surgical outcomes of penetrating canaloplasty in patients with uncontrolled posner-schlossman syndrome: a prospective study［J］. Ocular Immunology and Inflammation, 2023, 1-7.

第十三节　正常眼压性青光眼

正常眼压性青光眼（normal tension glaucoma，NTG）又称为"低眼压性青光眼"。在 1957 年，Von Graefe 首先提出了 NTG 的概念，认为其是原发性开角型青光眼的一种特殊类型，具有典型的青光眼视野缺损表现、开放的房角状态及正常的眼压范围。其视神经损害多与一些病理因素引起的放射状视乳头周围毛细血管网血流异常或轴浆流异常等所导致的视网膜神经节细胞损伤相关。

NTG 的治疗，旨在控制视神经和视野损害的进展，以及靶眼压的控制。一般首选的治疗是药物治疗，尤其是前列腺素类降眼压药物，但是对于视野和视神经损害仍在进展的患者，则需要进行手术干预。本节将向大家介绍穿透性 Schlemm 管成形术在 NTG 患者中应用的典型病例。

病例 1

【基本信息】

患者，女性，50 岁。主诉：双眼视物模糊 2 年。

患者 2 年前无明显诱因下出现双眼视物模糊，伴眼干、眼涩，自诉瞬目及午后症状可好转，无眼红、眼痛、头痛，无恶心、呕吐，无畏光、流泪、眼部分泌物增多，无视物遮幕感等症状，曾于我院就诊，眼压正常（右眼 17.1 mmHg，左眼 15.5 mmHg），双眼 C/D 为 0.8～0.9，诊断为"双眼正常眼压性眼青光眼、双眼浅前房、双眼干眼症"，给予双眼激光周边虹膜切术及维生素 A 棕榈酸酯眼用凝胶、玻璃酸钠滴眼液、右旋糖酐羟丙甲纤维素滴眼液滴眼治疗，患者自诉眼干、眼涩症状好转，但视力无提高。现患者为求进一步治疗，来我院就诊，门诊拟"双眼正常眼压性青光眼"收治入院。

既往史：高血压病史 20 余年，口服硝苯地平片控制，血压控制情况不详。

【眼科检查】

VAsc：右眼 0.6+，左眼 0.5；VAcc：右眼 +1.50=0.7，左眼 +2.00/−0.75×90=0.8+2。眼压：右眼 15.5 mmHg，左眼 16.8 mmHg。右眼上睑缘颞侧见 1 根睫毛倒向结膜，结膜无充血，全周近角膜缘处角膜见灰白色混浊，余角膜清，中央前房偏浅，周边前房深度＜1/4 CT，虹膜纹理清，未见激光孔，瞳孔圆，直径约 3 mm（图 5-13-1），对光反射存，晶状体混浊 C2N1P1，玻璃体絮状混浊，小瞳下隐约见眼底视乳头界清，色可，C/D 约 0.8，黄斑中心凹反光未见，后极部视网膜平伏（图 5-13-2）。左眼结膜无充血，鼻侧纤维血管组织侵入角膜约 2 mm，全周近角膜缘处角膜见灰白色混浊，余角膜清，中央前房偏浅，周边前房深度＜1/4CT，虹膜纹理清，未见激光孔，瞳孔圆，直径约 3 mm（图 5-13-1），对光反射存，晶状体混浊 C2N1P1，玻璃体絮状混浊，小瞳下隐约见眼底视乳头界清，色可，C/D 约 0.8，黄斑中心凹反光未见，后极部视网膜平伏（图 5-13-2）。

【辅助检查】

IOL-Master：右眼眼轴 22.45 mm，左眼眼轴 22.48 mm。

角膜内皮镜：右眼 2585 个 /mm²，左眼 2514 个 /mm²。

黄斑 OCT：双眼黄斑区网膜厚度偏低，各层结构形态尚可。

视乳头 OCT（图 5-13-3）：双眼颞上及内下方 RNFL 偏薄。

视野（图 5-13-4）：右眼：MD-16.93 dB，VFI 52%；左眼：MD-9.48 dB，VFI 73%。

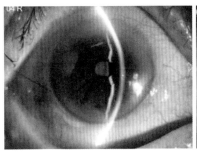
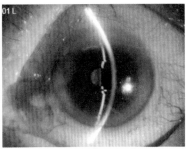

图 5-13-1　术前双眼眼前段照相

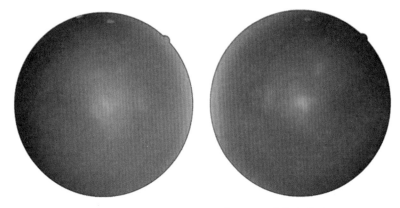

图 5-13-2　双眼眼底照相（瞳孔小，成像欠佳）

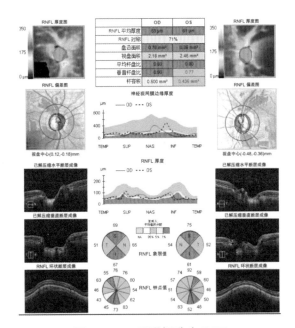

图 5-13-3　双眼视乳头 OCT

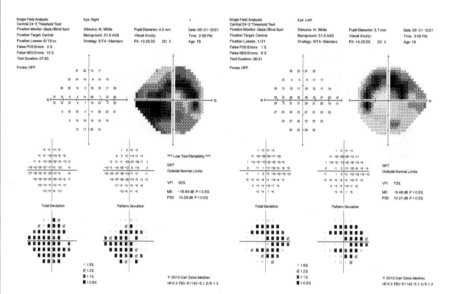

图 5-13-4　双眼视野（右眼可靠性不佳）

【诊断】

双眼正常眼压性青光眼（双眼激光周边虹膜切除术后）、双眼年龄相关性白内障、双眼干眼症、右眼上睑倒睫、左眼翼状胬肉、高血压。

【诊疗经过】

患者入院后于局部麻醉下行右眼穿透性 Schlemm 管成形术，术中通过光纤导管进行 360° Schlemm 管的扩张，同时切除前部小梁及部分透明角巩膜缘组织，并切除部分周边虹膜，紧密缝合巩膜瓣及结膜瓣。术后 1 天术眼眼压为 14.4 mmHg，未使用降眼压药物，未见术后并发症。

【随访】

出院后患者进行术后 1 周、1 个月、3 个月、6 个月及此后每半年定期随访复查，目前末次随访至术后 1 年（图 5-13-5），术后 1 周出现术后短暂性高眼压，予以 1 种降眼压药物降眼压治疗，术后

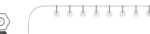

3 个月复查眼压控制情况良好，患者已自行停用降眼压药物，术后 1 年眼压较术前降幅达 43.6%。由于术后随访视野次数不足视野进展情况尚未进行评估。

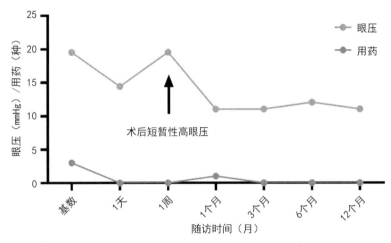

图 5-13-5　右眼术前基线及术后各随访点眼压、降眼压药物数量变化

病例2

【基本信息】

患者，女性，67 岁。主诉：双眼视物模糊 2 年。

患者 2 年前无明显诱因下出现双眼视物模糊，不伴头痛，无恶心、呕吐，无畏光、流泪、眼部分泌物增多，无视物遮幕感等症状，曾就诊于当地医院，诊断为"双眼白内障、双眼原发性开角型青光眼"，行双眼"超声乳化白内障吸除术"，并使用"盐酸卡替洛尔、布林佐胺、拉坦前列素滴眼液"降眼压治疗，患者自诉术后双眼眼压控制在 15 ～ 17 mmHg，双眼视物模糊未见明显好转。现患者为求进一步治疗来我院就诊，门诊拟"双眼正常眼压性青光眼、双眼人工晶状体植入术后"收治入院。

【眼科检查】

VAsc：右眼 0.05，左眼 0.3；VAcc：右眼 –4.50/–0.50 × 80=0.20，

左眼 +0.50/−1.00×65=0.40。眼压：右眼 13.0 mmHg，左眼 13.1 mmHg。右眼结膜无充血，纤维血管组织侵入角膜 0.2 mm，余角膜透明，KP（−），前房深度正常，房水清，虹膜纹理清，瞳孔圆，直径约 3 mm，对光反射存，人工晶状体透明，在位，后囊混浊，玻璃体混浊，小瞳下隐约见眼底视乳头界清，色淡，C/D=0.8，黄斑中心凹反光未见，后极部视网膜平伏，视网膜动脉走行僵直，白线化（图 5-13-6）。左眼结膜无充血，纤维血管组织侵入角膜 0.1 mm，余角膜透明，KP（−），前房深度正常，房水清，虹膜纹理清，瞳孔圆，直径约 3 mm，对光反射存，人工晶状体透明，在位，后囊混浊，玻璃体混浊，小瞳下隐约见眼底视乳头界清，色淡，C/D=0.8，黄斑中心凹反光未见，后极部视网膜平伏，视网膜动脉走行僵直，白线化（图 5-13-6）。

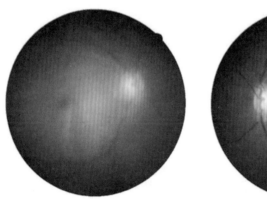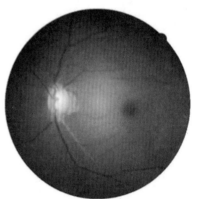

图 5-13-6　双眼眼底照相

【辅助检查】

房角镜：右眼：静态下全周房角 W，动态下全周房角开放。左眼：静态下全周房角 W，动态下全周房角开放。

角膜内皮镜：右眼 2228 个 /mm²；左眼 2206 个 /mm²。

视乳头 OCT：双眼神经纤维层厚度降低。

黄斑 OCT：右眼黄斑区视网膜表面见僵直条带与之相连牵拉，中心凹形态异常，视网膜增厚；左眼黄斑区视网膜厚度变薄。

视野（图 5-13-7）：右眼：MD-25.38 dB，VFI 25%；左眼：MD-29.94 dB，VFI 10%。

24 小时眼压（图 5-13-8）：右眼：峰值眼压 15.4 mmHg（4 点），谷值眼压 8.0 mmHg（20 点），差值 7.4 mmHg；左眼：峰值眼压 16.3 mmHg（4 点），谷值眼压 10.6 mmHg（17 点），差值 5.7 mmHg。

UBM（图 5-13-9）：各象限虹膜根部附着于睫状体前段（大部分附着点靠近巩膜突），房角开放，局部房角隐窝窄。

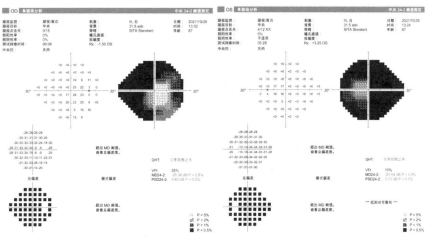

图 5-13-7　双眼视野

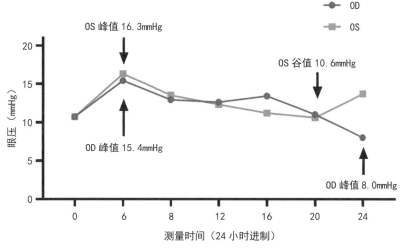

图 5-13-8　患者双眼 24 小时眼压变化

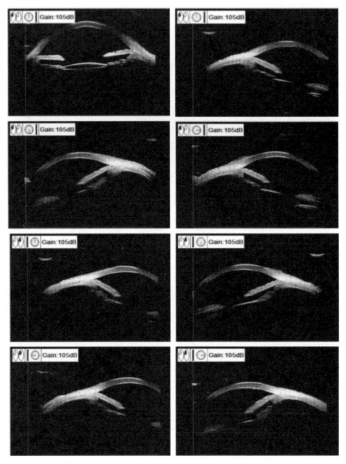

图 5-13-9　双眼 UBM

【诊断】

双眼正常眼压性青光眼、双眼人工晶状体植入术后、双眼后发性白内障、右眼黄斑前膜、双眼翼状胬肉、双眼屈光不正。

【诊疗经过】

患者入院后于局部麻醉下先行右眼穿透性 Schlemm 管成形术，术中通过光纤导管进行 360° Schlemm 管的扩张，同时切除前部小梁及部分角巩膜缘组织，并切除部分周边虹膜，紧密缝合巩膜瓣及结膜瓣。术后 1 天右眼眼压为 6.0 mmHg，未使用降眼压药物，见前房少量积血，术后 4 天积血全部吸收。

右眼术后 3 天在局部麻醉下行左眼穿透性 Schlemm 管成形术，术中通过光纤导管进行 360° Schlemm 管的扩张，同时切除前部小梁及部分角巩膜缘组织，并切除部分周边虹膜，紧密缝合巩膜瓣及结膜瓣。术后 1 天左眼眼压为 7.1 mmHg，未使用降眼压药物，见前房少量积血，术后 1 周复查积血全部吸收。

【随访】

术后患者进行 1 周、1 个月、3 个月、6 个月及此后每半年定期复查，目前随访至术后 1 年，患者双眼术后滤过泡扁平，术后 1 个月时出现术后短暂性高眼压，予以布林佐胺、盐酸卡替洛尔、拉坦前列素滴眼液降眼压治疗，后眼压稳定，停盐酸卡替洛尔。眼压目前在使用 2 种降眼压药物的情况下维持在 11 ～ 15 mmHg，末次随访右眼眼压为 15.3 mmHg，左眼眼压为 15 mmHg，双眼眼压与基线基本持平，降眼压药物数量较术前减少 1 种（图 5-13-10），由于术后随访视野次数不足视野进展情况尚未进行评估。

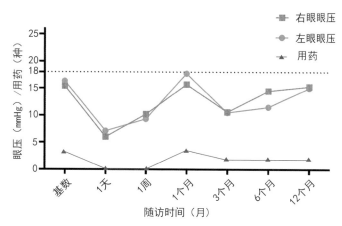

图 5-13-10　术后患者双眼眼压、降眼压药物数量变化

【小结】

上述展示了穿透性 Schlemm 管成形术治疗 NTG 患者的病例情况（2 人 3 眼），由于 NTG 患者首选药物治疗，故我们团队仅前瞻性收集到 3 眼，且其发病机制较为复杂，除眼压因素外，也与颅压导致

的跨筛板压力梯度增加、低体质量指数等情况有关，因此降眼压可能不能解决 NTG 患者的视野进展问题。研究显示正常眼压性青光眼患者眼压下降 30% 可能有效延缓 NTG 患者的视野损害进展。本节中病例 1 降眼压幅度超过 30% 且未使用降眼压药物；病例 2 眼压未见明显下降，尽管减少了降眼压药物数量，因此穿透性 Schlemm 管成形术治疗正常眼压性青光眼的疗效有待扩大样本和随访时间来进一步观察和研究。

参考文献

[1] PETROV S Y.［Modern view on normal-tension glaucoma］［J］. Vestnik Oftalmologii，2020，136（6）：57-64.

[2] 韩秀清，郑雅娟，牛灵芝，等. 对比 HRT-TCA 技术与 Humphrey-GPA 技术在监测正常眼压性青光眼病情进展中的作用［J］. 中国实验诊断学，2017，21（10）：1792-1794.

[3] 樊宁，王云，谭俊凯，等. 重新认识"正常眼压性青光眼"［J］. 中国实验眼科杂志，2022，40（4）：345-350.

[4] KUERTEN D，WALTER P，BAUMGARTEN S，et al. 12-month outcomes of ab interno excisional goniotomy combined with cataract surgery in primary open-angle glaucoma and normal tension glaucoma［J］. International Ophthalmology，2023，43（8）：2605-2612.

[5] VAN EIJGEN J，HEINTZ A，VAN DER PLUIJM C，et al. Normal tension glaucoma：a dynamic optical coherence tomography angiography study［J］. Frontiers in Medicine，2022，9：1037471.

[6] 付文仲，韩芳. 正常眼压性青光眼的研究进展［J］. 中国眼耳鼻喉科杂志，2021，21（5）：394-398.

笔记

第十四节　穿透性 Schlemm 管成形术后张力缝线切开 Schlemm 管内壁

穿透性 Schlemm 管成形术操作过程中可能出现微导管穿行而提前进入前房的情况，也可能出现将张力缝线引入 Schlemm 管过程中不慎切开 Schlemm 管内壁及小梁网组织的情况，我们团队在开展手术队列随访过程中也观察到在术后随访期间出现张力缝线切开 Schlemm 管内壁进入前房的情况。近年来，在穿透性 Schlemm 管成形术广泛推广的情况下，了解到眼科同道们在开展穿透性 Schlemm 管成形术后也观察到此类现象，故在此与大家分享我们团队观察到的术后缝线切开病例及病例随访情况。

病例 1

【基本信息】

患者，女性，26 岁。主诉：发现左眼视物范围缩小 2 年余。

患者 2 年余前无明显诱因下出现左眼视物范围缩小，无眼红、眼痛、头痛，无恶心、呕吐，无畏光、流泪等症状，于当地医院就诊，发现双眼眼压高（30 ～ 40 mmHg），予以降眼压药物治疗。现患者为求进一步诊治，来我院门诊就诊，门诊拟"双眼青少年型青光眼"收治入院。

【眼科检查】

VAsc：右眼 1.0，左眼 0.5。眼压：右眼 44.3 mmHg，左眼 47.3 mmHg。右眼结膜无充血，角膜透明，前房深清，虹膜纹理清，瞳孔圆，对光反射灵敏，直径约 3 mm，晶状体透明，眼底视乳头界清，色淡，C/D 约 0.8，黄斑中心凹反光未见，后极部视网膜平伏。

177

左眼结膜无充血，角膜透明，前房深清，虹膜纹理清，瞳孔圆，对光反射灵敏，直径约 3 mm，晶状体透明，眼底视乳头界清，色淡，C/D 约 0.95，黄斑中心凹反光未见，后极部视网膜平伏。

【辅助检查】

IOL-Master：右眼眼轴 22.55 mm，左眼眼轴 22.60 mm。

B 超：双眼玻璃体轻度浑浊，双眼视乳头回声异常。

角膜内皮镜：右眼 2070.6 个 /mm²，左眼 1859.5 个 /mm²。

黄斑 OCT：双眼黄斑区视网膜平伏。

视乳头 OCT：双眼视乳头上下方神经纤维层广泛变薄。

视野（图 5-14-1）：右眼：MD-16.64 dB，VFI 58%；左眼：MD-32.59 dB，VFI 8%。

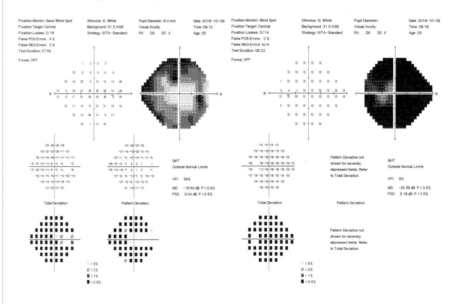

图 5-14-1　双眼视野报告

【诊断】

双眼青少年型青光眼。

【诊疗经过】

患者入院后于局部麻醉下行左眼穿透性 Schlemm 管成形术，术中通过光纤导管进行 360° Schlemm 管的扩张，同时切除前部小梁及部分透明角巩膜缘组织，并切除部分周边虹膜，紧密缝合巩膜瓣及结膜瓣。术中未见小梁网明显切开，手术顺利。

【随访】

出院后患者进行术后 1 周、1 个月、3 个月、6 个月及此后每半年定期随访复查，术后 2 周复查发现缝线切开 6-9-1 点位的 Schlemm 管内壁及小梁网组织，缝线垂直横跨瞳孔区，且术眼出现眼压升高（26.5 mmHg），予加用溴莫尼定滴眼液辅助降低眼压，2 周后术眼眼压恢复正常（11.4 mmHg），予停用降眼压药物。目前随访至术后3 年半，患者眼压维持正常，末次随访眼压为 13 mmHg，未使用降眼压药物。眼内张力缝线切开范围未见变化（图 5-14-2）；UBM 检查可见 6-9 点位房角小梁网被切开（图 5-14-3），且缝线与晶状体前表面接触，术眼矫正视力为 1.0，患者未诉视物不适等症状，故维持原状，不对张力缝线进行额外处理。

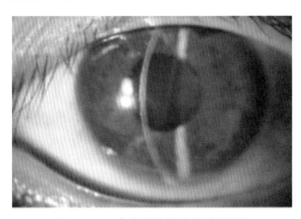

图 5-14-2　末次随访眼前段裂隙照相

笔记

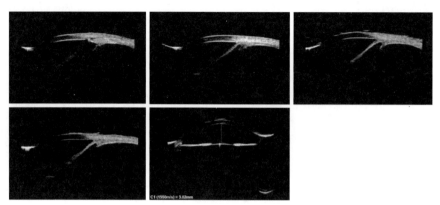

图 5-14-3　末次随访术眼 UBM 检查

（分别为 1、3、6、9 点位及中央垂直扫描）

病例 2

【基本信息】

患者，男性，75 岁。主诉：左眼视力下降 7 年余，加重 2 个月。

患者 7 年前无明显诱因下出现左眼视力下降，无眼红、眼痛、头痛，无恶心、呕吐，无畏光、流泪等症状，于当地医院就诊，诊断为"双眼慢性闭角型青光眼"，予以降眼压药物治疗，具体不详，自觉症状好转。2 个月前患者自觉左眼视力再次下降，伴视物变形，遂至我院门诊就诊，门诊拟"双眼原发性慢性闭角型青光眼"收治入院。

既往史：2016 年 3 月 26 日因"右眼慢性闭角型青光眼"行"右眼小梁切除联合虹膜根切联合白内障超声乳化联合人工晶状体植入联合羊膜移植术"，术后眼压控制尚可；高血压病史 20 年，口服药物控制（具体不详），自诉控制可，血压为 135/80 mmHg；糖尿病病史 8 年余，口服药物（具体不详），自诉控制可；冠心病病史 10年余，8 年前行"心脏支架"手术，目前口服阿司匹林抗凝，入院前已停用 7 天；2019 年诊断"左眼年龄相关性黄斑变性、左眼糖尿病性视网膜病变、左眼黄斑下脉络膜新生血管"后予以左眼抗血管内皮生长因子（康柏西普）治疗 4 次，末次治疗日期为 2020 年 4 月 21 日。

【眼科检查】

VAcc：右眼无光感，左眼 0.3。眼压：右眼 14.9 mmHg，左眼 29.8 mmHg。右眼结膜无充血，角膜透明，中央前房偏浅，周边前房深度 > 1/2CT，虹膜纹理清，瞳孔圆，对光反射消失，直径约 3 mm，人工晶状体在位，透明，眼底视乳头界清，色淡，C/D 约 0.8，黄斑中心凹反光未见，后极部视网膜平伏。左眼结膜无充血，角膜透明，中央前房偏浅，周边前房深度 > 1/2CT，虹膜纹理清，瞳孔圆，对光反射消失，直径约 3 mm，人工晶状体在位，后囊下轻度浑浊，眼底视乳头界清，色淡，C/D 约 0.9，黄斑中心凹反光未见，后极部视网膜平伏。

【辅助检查】

IOL-Master：右眼眼轴 22.02 mm，左眼眼轴 22.01 mm。

B 超：双眼玻璃体浑浊、后脱离，双眼视乳头凹陷。

角膜内皮镜：左眼 2401 个 /mm²。

黄斑 OCT：左眼黄斑区视网膜色素上皮层局部中高反射隆起。

视野（图 5-14-4）：左眼：MD-28.85 dB，VFI 9%。

【诊断】

双眼原发性慢性闭角型青光眼（右眼小梁切除术后）、双眼人工晶状体眼、左眼年龄相关性白内障、右眼无光感眼、高血压、2 型糖尿病、冠状动脉支架植入术后。

【诊疗经过】

患者入院后于局部麻醉下行左眼穿透性 Schlemm 管成形术，术中通过光纤导管进行 360° Schlemm 管的扩张，同时切除前部小梁及部分透明角巩膜缘组织，并切除部分周边虹膜，紧密缝合巩膜瓣及结膜瓣。术中未见小梁网明显切开，手术顺利。术后 1 天发现术眼缝线切开 180° 房角，缝线经过瞳孔区并见少量积血附着，遮挡瞳孔，予以毛果芸香碱滴左眼 1 天 4 次。

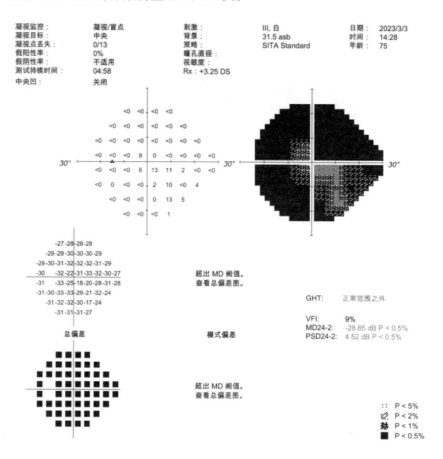

图 5-14-4　左眼视野报告

【随访】

出院后患者进行术后 1 周、1 个月、3 个月、6 个月及此后每半年定期随访复查，积血自行吸收，缝线切开垂直跨越瞳孔区，未见变化（图 5-14-5）。目前随访至术后 3 个月，眼压为 13 mmHg，未使用降眼压药物，患者矫正视力为 0.6，考虑目前患者眼压稳定、视力较术前明显提高且未诉不适，故暂不处理张力缝线，继续随访观察。

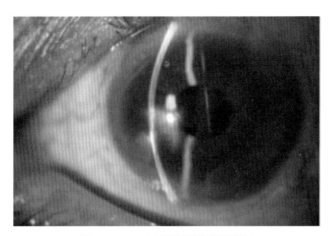

图 5-14-5　左眼眼前段裂隙照相

【小结】

我们团队在开展手术队列研究过程中记录到 3 例患者在术后随访期间出现张力缝线切开 Schlemm 管内壁及小梁网的情况。例如上述 2 例病例，在综合缝线切开范围及眼压情况下，若患者术眼出现眼压持续升高，可考虑行缝线全周切开并进一步观察患者眼压控制情况；而针对张力缝线切开的情况，也可参考微导管辅助下的小梁切开术或房角镜辅助下的内路 360° 小梁切开术手术后的用药方式，予以毛果芸香碱缩瞳以避免切开部位房角粘连。考虑到穿透性 Schlemm 管成形术中会进行周边虹膜切除操作，故术后出现部分房角切开也可不使用毛果芸香碱缩瞳，而目前手术形成的内滤过口粘连在大样本随访中发生率低，因此理论上在内引流循环建立的情况下可以完成房水的引流作用。

附录1

United States of America

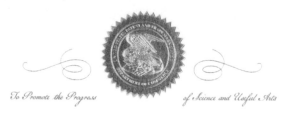

To Promote the Progress of Science and Useful Arts

The Director

of the United States Patent and Trademark Office has received an application for a patent for a new and useful invention. The title and description of the invention are enclosed. The requirements of law have been complied with, and it has been determined that a patent on the invention shall be granted under the law.

Therefore, this United States

Patent

grants to the person(s) having title to this patent the right to exclude others from making, using, offering for sale, or selling the invention throughout the United States of America or importing the invention into the United States of America, and if the invention is a process, of the right to exclude others from using, offering for sale or selling throughout the United States of America, products made by that process, for the term set forth in 35 U.S.C. 154(a)(2) or (c)(1), subject to the payment of maintenance fees as provided by 35 U.S.C. 41(b). See the Maintenance Fee Notice on the inside of the cover.

DIRECTOR OF THE UNITED STATES PATENT AND TRADEMARK OFFICE

笔记

Maintenance Fee Notice

If the application for this patent was filed on or after December 12, 1980, maintenance fees are due three years and six months, seven years and six months, and eleven years and six months after the date of this grant, or within a grace period of six months thereafter upon payment of a surcharge as provided by law. The amount, number and timing of the maintenance fees required may be changed by law or regulation. Unless payment of the applicable maintenance fee is received in the United States Patent and Trademark Office on or before the date the fee is due or within a grace period of six months thereafter, the patent will expire as of the end of such grace period.

Patent Term Notice

If the application for this patent was filed on or after June 8, 1995, the term of this patent begins on the date on which this patent issues and ends twenty years from the filing date of the application or, if the application contains a specific reference to an earlier filed application or applications under 35 U.S.C. 120, 121, 365(c), or 386(c), twenty years from the filing date of the earliest such application ("the twenty-year term"), subject to the payment of maintenance fees as provided by 35 U.S.C. 41(b), and any extension as provided by 35 U.S.C. 154(b) or 156 or any disclaimer under 35 U.S.C. 253.

If this application was filed prior to June 8, 1995, the term of this patent begins on the date on which this patent issues and ends on the later of seventeen years from the date of the grant of this patent or the twenty-year term set forth above for patents resulting from applications filed on or after June 8, 1995, subject to the payment of maintenance fees as provided by 35 U.S.C. 41(b) and any extension as provided by 35 U.S.C. 156 or any disclaimer under 35 U.S.C. 253.

Form **PTO-377C** (Rev 09/17)

笔记

US010076443B2

(12) United States Patent
Liang et al.

(10) Patent No.: **US 10,076,443 B2**
(45) Date of Patent: **Sep. 18, 2018**

(54) **PENETRATING CANALOPLASTY FOR TREATING ANGLE-CLOSURE GLAUCOMA**

(71) Applicant: **WENZHOU MEDICAL UNIVERSITY**, Wenzhou, Zhejiang (CN)

(72) Inventors: **Yuanbo Liang**, Wenzhou (CN); **Cheng Hu**, Wenzhou (CN); **Na Liao**, Wenzhou (CN); **Shaodan Zhang**, Wenzhou (CN)

(73) Assignee: **WENZHOU MEDICAL UNIVERSITY**, Wenzhou, Zhejiang (CN)

(*) Notice: Subject to any disclaimer, the term of this patent is extended or adjusted under 35 U.S.C. 154(b) by 81 days.

(21) Appl. No.: **15/362,478**

(22) Filed: **Nov. 28, 2016**

(65) **Prior Publication Data**

US 2018/0147088 A1   May 31, 2018

(51) **Int. Cl.**
A61F 9/007 (2006.01)
A61B 17/02 (2006.01)
A61F 9/00 (2006.01)

(52) **U.S. Cl.**
CPC *A61F 9/00781* (2013.01); *A61B 17/0231* (2013.01); *A61F 9/0017* (2013.01); *A61F 9/00736* (2013.01)

(58) **Field of Classification Search**
CPC A61F 9/00781; A61F 9/0017; A61F 2009/00891; A61F 9/00736
See application file for complete search history.

Primary Examiner — Emily Schmidt
(74) *Attorney, Agent, or Firm* — Christensen, Fonder, Dardi & Herbert PLLC

(57) **ABSTRACT**

A penetrating canaloplasty for treating angle-closure glaucoma that retains the advantages of canaloplasty, namely, internal drainage and non-bleb-dependence; the sclera is tightly sutured so as to avoid ocular hypotension and shallow anterior chamber complications; bleb-related complications such as postoperative infection and dry eye are avoided; since an inner wall of the Schlemm's canal is resected, it is possible to improve long-term success rates; indications are widened, including angle-closure glaucoma and all of glaucoma patients applicable to trabeculectomy. Traditional trabeculectomy forms blebs through outer filtering to reduce intraocular pressure, and the existence of blebs can influence postoperative living quality of patients. In contrast, the penetrating canaloplasty is a non-filtering operation, does not form blebs after operation, does not damage immunologic and physiologic structure of ocular surfaces and slightly influences quality of the tear film, and patients may gain relatively good ocular surface environment after operation.

6 Claims, 2 Drawing Sheets

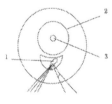

1A

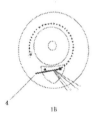

1B

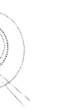

1C

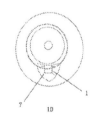

1D

附录 2

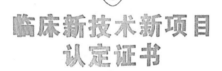

临床新技术新项目
认定证书

项目名称：穿透性Schlemm管成形术

项目负责人：梁远波

经评审，该项目被认定为：第一届温州医科大学附属医院临床新技术新项目"国际先进"类别。

特发此证！

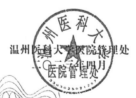

温州医科大学医院管理处
二〇一〇年四月
医院管理处